# Diabetes

## Endlich Klarheit mit dem 5-Punkte-Plan

Apothekerin Isabel Weinert



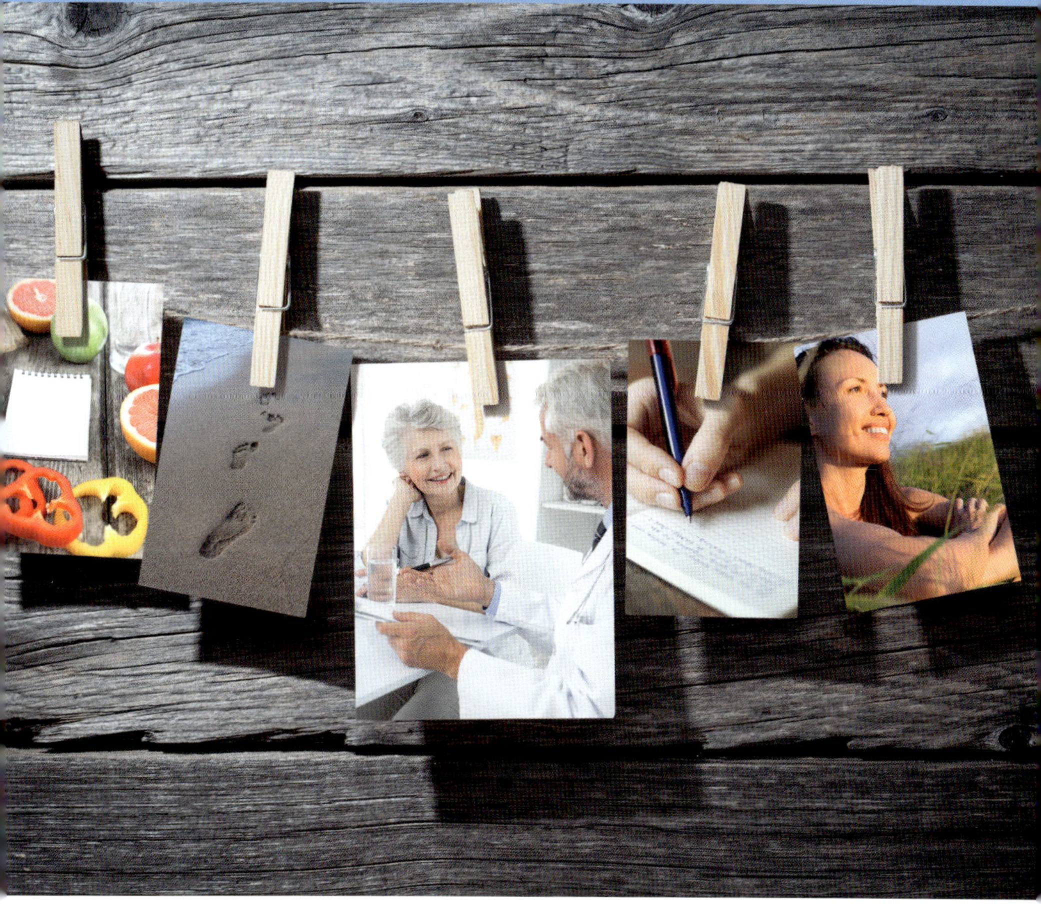

# Inhalt

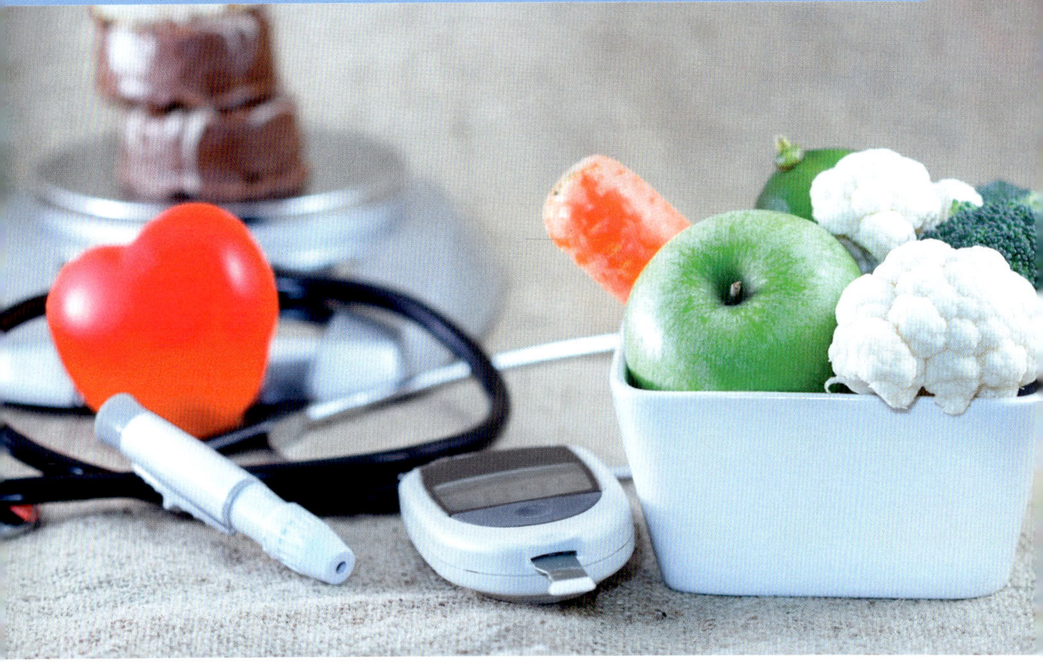

# Zu diesem Buch

Bis ich 16 Jahre alt war, hatte ich noch nie etwas von einem Organ mit dem Namen Bauchspeicheldrüse gehört. Dann wurde es plötzlich zum Hauptdarsteller in meinem Leben. Ich bekam Diabetes. Und der hat vor allem mit meiner Bauchspeicheldrüse zu tun. Dieses eher unscheinbare Organ im Oberbauch hat es nämlich in sich. Es stellt Verdauungssäfte her und außerdem Hormone. Was mich zur Diabetikerin werden ließ: Meine Bauchspeicheldrüse war und ist nicht mehr in der Lage, das Hormon Insulin zu produzieren. Ein Stoff weniger im Körper, was soll´s, mag man denken, aber Insulin ist einer der großen Player, und ohne läuft ganz viel aus dem Ruder. Insulin bringt nämlich Kraft und Energie in die meisten der 100 Billionen Betriebseinheiten, aus denen ein Mensch besteht, in die Zellen.

Wo die Energie herkommt? Aus dem, was wir tagtäglich essen und trinken. Das geht dann so: Sie sitzen beim Mittagessen und lassen sich zum Beispiel Kartoffeln mit Fleisch und Salat schmecken. Gekaut und im Magen durchgeknetet, gelangt der Speisebrei in den Darm. Dort warten schon Verdauungssäfte und Enzyme, um das Essen so aufzubereiten, dass die Einzelteile durch die Darmwand in die Blutbahn geschleust werden können. Von dort müssen sie noch in jede einzelne Zelle gelangen.

Gut verwertbare Energie, die die Zellen ohne großen Aufwand nutzen können, stammt aus Kohlenhydraten. Sie stecken in allem, was aus Getreide ist, in Stärke, Kartoffeln, Milch, Joghurt, Reis, Nudeln, Brot, Backwaren, Obst, Süßigkeiten und Zucker. In unserem Beispiel ist die Stärke aus den Kartoffeln das Kohlenhydrat. Sie wird im Darm zerlegt, übrig bleiben winzige Zuckerteile. Sie heißen Glukose. Diese Glukose gelangt aus dem Darm in die Blutbahn. An diesem Punkt kommt die Bauchspeicheldrüse ins Spiel. Sie setzt Insulin frei, damit Glukose aus der Blutbahn in jede Körperzelle gelangen kann. Insulin macht Glukose den Weg in die Zellen frei.

Was passiert, wenn Insulin fehlt, Glukose deshalb nicht bis in die Zellen gelangt, sondern mit dem Blutstrom an ihnen vorbeischwimmt? Der Blutglukose- oder Blutzuckerspiegel steigt an. Das heißt dann Diabetes. Die Natur des Menschen ist auf diese Abweichung nicht vorbereitet. Viel Glukose in der Blutbahn bringt keinen Nutzen, sondern macht ganz viel kaputt: Die winzigen Blutgefäße überall im Körper nehmen Schaden und die Arterien. Am Ende stehen die Folgen, vor denen Diabetiker sich fürchten: kaputte Nieren, Augen, Nerven und Füße etwa.

All diese Gefahren lassen sich verringern, wenn man dafür sorgt, dass die Glukose aus dem Essen wieder dort hingelangt, wo sie Gutes tut: in die Zellen.

Für mich als Typ-1-Diabetikerin gibt es nur einen Weg, um Glukose aus dem Blut wieder in die Zellen zu bekommen: Insulin spritzen. Denn die Bauchspeicheldrüse eines Typ-1-Diabetikers kann unwiderruflich kein Insulin mehr herstellen.

In der Gemeinde der Diabetiker gehöre ich mit meinem in der Jugend entstandenen Diabetes allerdings zur Minderheit. Die meisten Gemeindemitglieder haben einen später erworbenen Diabetes. Man sagt Typ 2.

Um diesen Typ-2-Diabetes geht es im 5-Punkte-Plan dieses Buches – auch wenn einiges für beide Typen gilt. Der 5-Punkte-Plan bringt Ordnung und Sicherheit in das Leben mit Diabetes, hilft Ihnen, wenn Sie die Diagnose Diabetes gerade erst bekommen haben und auch, wenn Sie in Sachen Diabetes eigentlich ein „alter Hase" sind.

Isabel Weinert

Hofheim am Taunus, im April 2015

# Raus aus dem Chaos

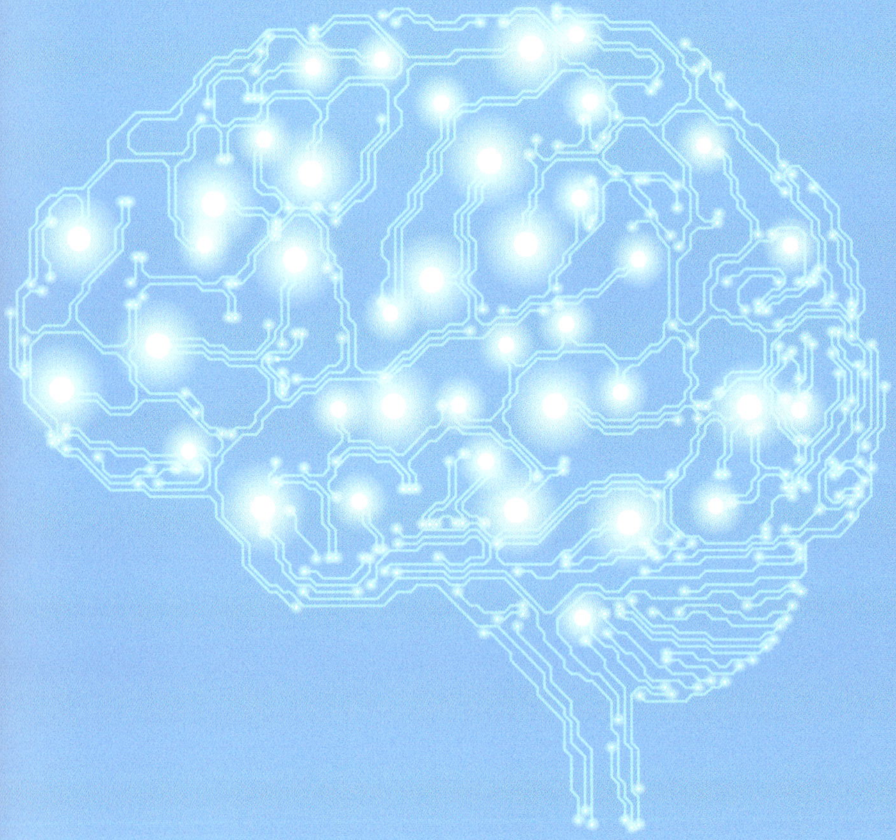

*Das Gehirn kommt an seine Grenzen, wenn zu viele und teils widersprüchliche Informationen zur Nahrungsaufnahme bei ihm ankommen.*

Während meine Bauchspeicheldrüse ihre Arbeit niederlegte, sich in Frührente verabschiedete und mir damit den Typ-1-Diabetes bescherte, hat die Bauchspeicheldrüse von Typ-2-Diabetikern erst einmal ein Kommunikationsproblem, dann ein Überaktivitätssyndrom und schließlich eine Art Burn-out.

**Dagegen lässt sich etwas tun. Doch eines nach dem anderen.**

Das Schöne im Körper des Menschen ist: Kein Organ steht einsam und allein da. Organe und Gewebe untereinander sind richtig gesprächig. Sie kommunizieren über Botenstoffe und Hormone. Die Schaltzentrale: das Gehirn. Es registriert zum Beispiel, wann und wie viel ein Mensch isst und organisiert im Gespräch mit Organen und Geweben, was aus welcher Substanz gemacht und wo sie gebraucht wird.

Bei Menschen mit einer erblichen Veranlagung für Typ-2-Diabetes reagiert das Gehirn gestresst, wenn immer wieder Essen ankommt, obwohl das Gehirn noch gar nicht die Order „Ich brauche Nahrung" ausgegeben hat. Wie soll es die neue Nahrung einordnen, wenn die letzte Mahlzeit noch gar nicht vom organisatorischen Tisch ist? Wohin mit dem ganzen Essen?

## Gehirn überfordert

Und wie uns mit der Flut an Informationen, die täglich auf uns einprasseln, geht es unserer Schaltzentrale, dem Gehirn, auch dann, wenn immer wieder zu viel fette und Kohlenhydrat-reiche Nahrung ankommt: Es leidet unter der Reizüberflutung und kann das Gespräch mit den anderen Partnern im Körper nicht mehr geordnet führen. Deshalb fangen alle an der Kommunikation Beteiligten an, verrückt zu spielen: Die Zellen machen Front gegen Insulin, wenn es versucht, Glukose hineinzubringen. Das nennt man Insulinresistenz, ein entscheidender Faktor für Typ-2-Diabetes. Die Bauchspeicheldrüse produziert nun Riesenmengen

Insulin, um durch die Masse wenigstens noch etwas Glukose in die Zellen schaffen zu können. Das wachsende Fettgewebe entscheidet sich störrisch für ein Eigenleben und gibt unkontrolliert Stoffe ab, die zum Beispiel in Arterien, aber auch im gesamten Organismus, Entzündungen auslösen.

Jetzt hat der Mensch noch keinen Typ-2-Diabetes, aber eine Vorstufe. Sie heißt „gestörte Glukosetoleranz". Leider wird dieses Stadium oft nicht erkannt, denn es macht keine Schmerzen. Der Mensch fühlt sich pudelwohl, obwohl im Inneren schon längst Alarmzustand herrscht.

So geht das Chaos im Körper weiter: Die Bauchspeicheldrüse legt irgendwann völlig erschöpft die Arbeit nieder. Insulin gibt es jetzt nicht mehr überreichlich, sondern nur noch in Kleinstmengen. Der Blutzuckerspiegel steigt, das Fettgewebe löst Entzündungen in den Arterien aus, das Gehirn schafft nur noch Planung im Affekt.

**Kurzum: Ordnung muss her. Aufräumen, klar Schiff machen.**

## Die Kunst des Entrümpelns

Wie gehen Sie vor, wenn Sie zuhause klar Schiff machen? Fangen Sie an einer Ecke an zu wischen, putzen zwischenrein ein halbes Fenster und säubern ein Viertel vom Ofen? Machen dann Päuschen, haben mittlerweile vergessen, was Sie schon erledigt haben, und lassen es dann ganz bleiben?

Oder gehen Sie nach Ihrem eigenen und bewährten Putzplan vor? Erst die Küche und das Bad, dann Staub wischen in den anderen Zimmern, saugen, feucht wischen zum Beispiel?

Schon beim Lesen merken Sie sicher: Variante eins bringt Durcheinander ins Gehirn, Variante zwei dagegen löst Klarheit und Motivation aus.

So ist das auch, wenn es um den Typ-2-Diabetes geht. Die Therapie ist einfach, wenn Sie einen Plan und Struktur haben, wie beim Säubern der eigenen vier Wände, beim Aufräumen des Arbeitsplatzes, beim Entrümpeln des Kellers oder bei der Steuererklärung. Das Gehirn sortiert sich wieder, die Zellen verweigern sich dem Insulin nicht mehr, das Fettgewebe schmilzt und schickt deshalb weniger „böse" Stoffe in die Blutbahn.

## Der 5-Punkte-Plan

Der Plan in diesem Buch hilft gegen das Chaos im Körper und Kopf. Immer, wenn Sie merken, dass Ihr Diabetes aus dem Gleichgewicht gerät, können Sie sich die einzelnen Punkte noch einmal vornehmen und damit für Ordnung sorgen, die Ihnen Kraft für alles andere lässt, was in Ihrem Leben wichtig ist.

*Der erste Punkt – Essgewinn auf ganzer Linie*
*Der zweite Punkt – Vollgas gar nicht nötig*
*Der dritte Punkt – Medikamente – verstehen, was der Arzt meint*
*Der vierte Punkt - So sind Sie gut versichert*
*Der fünfte Punkt – Wie geht es Ihnen?*

Packen wir´s an.

## Weg mit dem Ballast

Wenn ich alljährlich meinen auf wundersame Weise stets von neuem angefüllten Keller entrümple, sortiere ich erstmal aus: Was brauchen wir noch, an was hänge ich, was kann weg?

Es ist gut, zu Beginn und im Verlauf des Diabetes immer wieder auszumisten: Ballast weg und das behalten, was gut ist.

## Habe ich wirklich Diabetes?

*Das kann der Arzt heute sicher feststellen. Zum einen, indem er im Blut einen Wert mit dem Namen $HbA_{1c}$ bestimmt. Er wird auch als Langzeit-Blutzucker bezeichnet, weil er aussagt, wie gut die Blutzuckerwerte im Schnitt in den vergangenen zehn bis zwölf Wochen waren. Liegt dieser Wert höher als 6,5 Prozent, hat man Diabetes, ohne Zweifel. Liegt er unter 5,7 Prozent, hat man keinen Diabetes. Bei allem, was zwischen 5,7 und 6,5 Prozent liegt, muss der Arzt weiterschauen. Er kontrolliert den Nüchternblutzucker. Damit der Wert nicht verfälscht ist, dürfen Sie mindestens acht Stunden vor der Blutentnahme nichts mehr gegessen und nichts Süßes getrunken haben. Außer dem Nüchternblutzucker kann der Arzt Ihnen eine genau definierte Menge Glukoselösung verabreichen (oraler Glukosetoleranztest – oGTT) und nach einer und zwei Stunden messen, wie hoch Ihr Blutzucker ist. Ein Diabetes liegt auch dann sicher vor, wenn ein spontan gemessener Blutzucker über 200 mg/dl (11,1 mmol/l) liegt.*

- Bei einem Nüchternglukosewert aus venösem Blut über 126 mg/dl (7 mmol/l) oder einem oGTT von über 200 mg/dl (11,1 mmol/l) nach zwei Stunden ist die Diagnose Diabetes gesichert.
- *Liegt der Nüchternwert zwischen 100 mg/dl (5,6 mmol/l) und 125 mg/dl (6,9 mmol/l) oder der oGTT nach zwei Stunden zwischen 140 mg/dl (7,8 mmol/l) und 199 mg/dl (11 mmol/l), ist das Diabetesrisiko erhöht und der Arzt klärt darüber auf, wie Sie mittels Bewegung und Ernährung das Risiko wieder verringern können.*
- *Liegt die Nüchternglukose unter 100 mg/dl (5,6 mmol/l) und/oder der oGTT nach zwei Stunden unter 140 mg/dl (7,8 mmol/l), ist ein Diabetes ausgeschlossen.*

*Die Regeln für die Diagnose Diabetes sind also so genau, dass man dem Arzt glauben kann, wenn er einen damit konfrontiert: Sie haben einen Typ-2-Diabetes.*

*Ich kann mich nicht mehr genau an die erste Zeit mit meinem Diabetes erinnern, aber ich weiß, für meine Eltern war die Diagnose ein Schock. Was wird aus unserem Kind? Wie geht es jetzt weiter? Wie bekommt es die beste Therapie? Was hilft sonst noch?*

*Erwachsene, die erfahren, dass sie Typ-2-Diabetes haben, stellen sich ähnliche Fragen und fühlen sich nicht selten überfordert durch die neue und vermutlich lebenslange Aufgabe.*

*Weil Mediziner das wissen, haben sie Diabetiker-Schulungen erarbeitet und etabliert. Diese Schulungen sind so wichtig, dass die Krankenkassen die Kosten tragen. Jeder Typ-2-Diabetiker nimmt nicht nur kurz nach der Diagnose daran teil, sondern kann die Schulung in Abständen wiederholen. Denn auch beim Diabetes gilt ganz besonders: Wissen ist Macht. Außerdem knüpfen viele Menschen in der Schulung auch Kontakte zu anderen Diabetikern.*

## Diabetes kommt selten allein – weitere Untersuchungen

*Vorhin kam schon zur Sprache, dass Fettzellen über Botenstoffe Arterien entzünden. Es entsteht mit der Zeit eine Arteriosklerose, das heißt, die Arterienwände werden dicker, der innere Durchmesser für den Blutstrom nimmt ab. Die Menge an Blut bleibt aber gleich. Dadurch steigt der Druck. Das Ergebnis: hoher Blutdruck. Er kommt oft gemeinsam mit Diabetes vor, ebenso wie erhöhte Blutfettwerte und Übergewicht. Alle vier Komponenten zusammen bilden das sogenannte metabolische Syndrom. Stellt ein Arzt also die Diagnose Typ-2-Diabetes, ist die Wahrscheinlichkeit hoch, dass auch andere Krankheiten vorhanden sind. Deshalb stehen für Sie nach der Diagnose Diabetes zunächst noch weitere Untersuchungen an. Herz und Kreislauf, Augen und Nervenbahnen kommen auf den Prüfstand.*

# Der erste Punkt – Essgewinn auf ganzer Linie

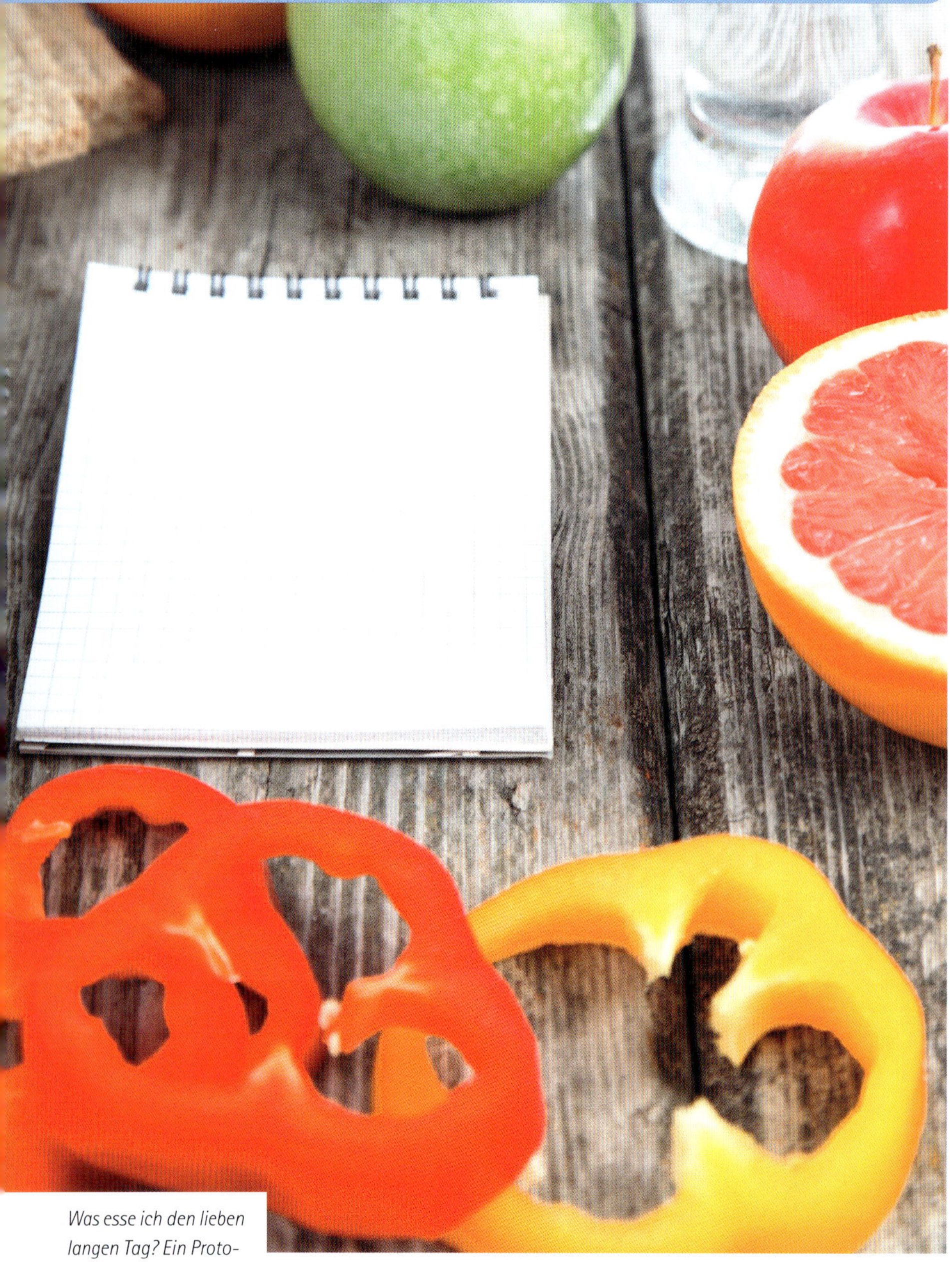

*Was esse ich den lieben langen Tag? Ein Protokoll gibt Aufschluss.*

## Die Guten ins Töpfchen

Fangen wir mit der Ernährung an. Schreiben Sie sich über einen Zeitraum von zwei Wochen auf, wann Sie von was wie viel gegessen und getrunken haben. Aber Achtung: Selbsttäuschung gilt nicht! In das Tagebuch gehören jeder Bissen und jeder Schluck.

Ich mache das etwa einmal pro Jahr. Letztes Mal schreckte mich das Ergebnis auf: Es kam heraus, dass ich mich einige Zeit selbst belogen und in Wahrheit viel mehr Schokolade gegessen hatte, als ich wohl wahrhaben wollte. Dieser Ballast musste weg. Denn er bescherte mir immer wieder ein anstrengendes Auf und Ab meiner Blutzuckerwerte.

### Weitere Gründe für Essensballast in Form von Fett …

- dick Butter aufs Brot
- das Brot doppelt mit Wurst oder Käse belegen
- die schnelle Currywurst in der Mittagspause
- die Fleischwurst als Zwischenmahlzeit samstags auf dem Markt
- die Schlagsahne auf dem Mittagskuchen
- das Mitternachtsessen wegen plötzlichen Heißhungers

*Unterstützung auf dem Weg zum neuen Essgewinn können Sie von denjenigen bekommen, die sich mit Ernährung gut auskennen. Dazu gehören Diabetes- und Ernährungsberater sowie viele Apothekenmitarbeiter.*

### … und Kohlenhydraten

- die Kekse, im Vorbeigehen genascht
- die Gummibärchen aus der Süßigkeitenbox im Büro
- der Mittagskuchen
- die drei Löffel Zucker im Kaffee

*Viele Menschen naschen zwischendurch nochmal so viele Kalorien, wie sie zu ihren Hauptmahlzeiten zu sich nehmen.*

- der halbe Liter Cola oder Limo am Tag
- der dritte Teller Pasta

Was aus Ihrem zweiwöchigen Ess-Tagebuch ist solcher oder ähnlicher Ballast? Was davon kann ganz weg? An was hängen Sie, und was machen Sie damit?

Ich für meinen Teil hänge an der Schokolade. Ganz weglassen geht nicht. Aber weniger, das bekomme ich hin. Konkret: nicht mehr als eineinhalb Riegel pro Tag.

## Typ 1 – hoher Blutzucker, andere Krankheit

*Im Gegensatz zum Typ-2-Diabetes hat der deutlich seltener vorkommende und vor allem im Kindes- und Jugendalter beginnende Typ-1-Diabetes nichts mit den Folgen von Überernährung und Bewegungsmangel zu tun. Es handelt sich um eine Autoimmunerkrankung. Hier attackiert das körpereigene Immunsystem die Betazellen der Bauchspeicheldrüse und zerstört sie zumeist vollständig. Das Resultat ist ein absoluter Insulinmangel, der ausschließlich mit Insulingaben (Spritzen oder Pumpe) behandelt werden kann. Für die Ursache der Autoimmunkrankheit gibt es immer noch keine eindeutige wissenschaftliche Erklärung.*

**Sortieren wir nun in der Küche weiter. Welche Lebensmittel finden Sie hier und in Ihrer Speisekammer? Stellen Sie alle auf den Tisch und schauen Sie nach.**

Bis heute wird vielfach propagiert, an Fett zu sparen und den Essensschwerpunkt auf Kohlenhydrate zu legen. Mittlerweile weisen jedoch viele Studien in eine andere Richtung, wenn es um eine gute Ernährung für Diabetiker geht: Ihnen bekommt eine Ernährung gut, die etwas weniger Kohlenhydrate enthält, dafür aber die richtigen Fette und Eiweiße. Die Mittelmeerküche und eine Low Carb-Ernährung sind Beispiele dafür.

*Diese Lebensmittel gehören dazu:*

- pflanzliche Fette aus Oliven- und Rapsöl, Nüsse als Spender gesunder Fette,
- Vollkornlebensmittel,
- Gemüse,
- Obst,
- hochwertiges Eiweiß, zum Beispiel aus Hülsenfrüchten, magerem Fleisch oder aus Fisch, Milchprodukten und Käse,
- kalorienfreie Getränke wie Wasser, Tee, Kaffee.

*Oliven- und Rapsöl enthalten eine für unseren Organismus optimale Zusammensetzung von Fettsäuren.*

*Beispiele dafür, was uns nicht gut bekommt:*

- tierische Fette, vor allem rotes Fleisch,
- Wurst, fettes Fleisch,
- Butter,
- Süßigkeiten,
- fette Backwaren,
- Produkte aus Weißmehl,
- Limonaden,
- Fertiglebensmittel.

Am besten teilen Sie Ihre Vorräte diesen beiden Lagern zu: den Lebensmitteln, die Diabetikern wohl bekommen und den Lebensmitteln, die uns schaden.

Die Seite mit den nicht geeigneten Lebensmitteln ist nicht verboten. Mischen Sie von diesen Lebensmitteln immer mal wieder etwas unter die guten, wenn Sie kochen. Wenn alles verbraucht ist, brauchen Sie von diesen Lebensmitteln aber eigentlich keinen Nachschub mehr zu kaufen.

## Das bedeutet Mittelmeerküche

- Der Anteil an Kohlenhydraten in der Ernährung liegt etwa bei 50 Prozent,
- wenig bearbeitete und frische pflanzliche Produkte kommen häufig auf den Tisch,
- zum Nachtisch gibt es meistens frisches Obst,
- Olivenöl und Nüsse dienen als wichtigste Fett-, beziehungsweise Ölquelle,
- Milchprodukte (fettarm) wie Käse und Joghurt werden nur in Maßen gegessen,
- Fisch steht dreimal pro Woche auf dem Speiseplan, ebenso wie Hülsenfrüchte,
- rotes Fleisch und Eier gibt es selten,
- zu den Mahlzeiten gibt es kleine Mengen Wein.

Besonders den Fetten in der mediterranen Ernährung, also Olivenöl und dem Fett aus Nüssen, kommt große Bedeutung zu. Bei Menschen, die sich konsequent mediterran ernähren, führen diese Fette aufgrund ihrer günstigen Fettsäuren-Zusammensetzung zu einem geringeren $HbA_{1c}$-Wert, und sie machen die gegenüber Insulin abgestumpften Zellen wieder empfindlicher für das Hormon. Daneben spielt der hohe Anteil an Ballaststoffen aus Gemüsen und Hülsenfrüchten eine wichtige Rolle, denn Ballaststoffe verzögern den Übergang von Glukose aus dem Darm in die Blutbahn. Das lässt Blutzuckeranstiege kleiner ausfallen, hält länger satt und schont die bei Typ-2-Diabetikern überforderte Bauchspeicheldrüse. Der hohe Anteil sekundärer Pflanzenstoffe vervollständigt den Gesundheitswert der Mittelmeerkost.

*Besprechen Sie mit Ihrem Arzt, ob und wenn ja, wie viel Alkohol Sie sich gönnen können.*

## Vielfach positiv

Studien belegen, dass die mediterrane Ernährung nicht nur Gewicht und Cholesterinwerte senkt, sondern auch das Herz-Kreislauf- sowie das Schlaganfallrisiko verringert, entzündliche Prozesse im Körper hemmen kann und sogar geistigen Abbau bremst. Mediterrane Küche erfordert keine besonderen Kochfertigkeiten oder Zutaten und ist somit allen Menschen hier zu Lande möglich. Am besten starten Sie mit Hilfe eines Kochbuchs, in dem zu jedem Rezept auch die Nährwertangaben stehen. Oder Sie suchen sich entsprechende Rezepte aus dem Internet heraus.

*Fisch, Oliven und deren Öl – Zutaten für ein gesundes Mittelmeergericht.*

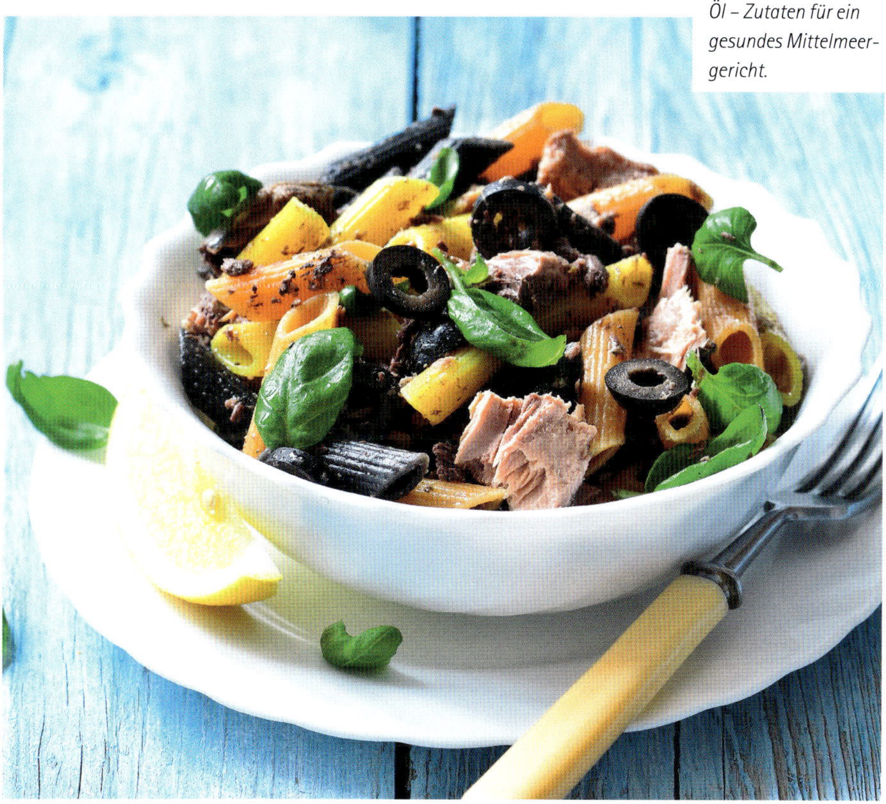

## Was Low Carb ausmacht

Die Lebensmittelliste auf Seite 15 eignet sich aber auch für eine Low Carb-Ernährung. Was heißt das? Der Kohlenhydratanteil der Nahrung liegt bei durchschnittlich 40 Prozent. Das bedeutet, weniger als die Hälfte dessen, was Sie täglich essen, sollte aus Kohlenhydraten bestehen. Die anderen 60 Prozent setzen sich aus den bereits genannten gesunden Fetten und aus Eiweiß, das vorzugsweise Hülsenfrüchten, Fisch, Eiern und Milchprodukten entstammt, sowie aus Gemüse zusammen. Bei einer Low Carb-Ernährung liegt der Eiweißanteil meist höher als bei einer normalen Mischkost. Zum Teil wird als Eiweißquelle reichlich Fleisch propagiert. Experten raten allerdings von einer hohen Fleischzufuhr ab, weil sie zum Beispiel das Darmkrebsrisiko erhöhen kann. Wenn Sie eine Low Carb-Ernährung ausprobieren und merken, dass Sie gut damit zurecht kommen, können Sie sich lebenslang so ernähren. Viele Diabetiker berichten, dass sie mit Low Carb geringere Blutzuckerschwankungen haben. Radikale Low Carb-Varianten, bei denen es so gut wie keine Kohlenhydrate gibt, sind allerdings gesundheitsschädlich und eignen sich deshalb auch nicht für eine langfristige Ernährung.

Sowohl mit der Mittelmeerküche als auch mit Low Carb nehmen Sie ab, wie Untersuchungen belegen. Das heißt aber nicht, dass Sie davon unbegrenzt essen dürfen, sondern so viel, dass Sie nicht mehr zu sich nehmen als Sie verbrauchen.

## Erfolgreich gegen die gefräßigen Fettzellen

Gewicht loswerden und vor allem das neue Gewicht auf Dauer zu halten, gehören in unserer Überflussgesellschaft mit zu den schwierigsten Aufgaben. Das liegt auch an unseren überaus gierigen Fettzellen.

Essen wir auf längere Zeit mehr als wir verwerten können, gönnen uns zudem gerne ein Bier oder Wein, dann füttern wir beständig unsere gierigen Fettzellen. Sie sind von Anbeginn darauf getrimmt, sich alles einzuverleiben, was im Überschuss vorbeikommt und davon zu speichern, so viel es nur geht. Denn Fettgewebe ist durchaus wertvoll, wenn wir mageren Zeiten entgegensehen. Es ist seine Aufgabe, Energie in Form von Fett für Notzeiten zu speichern.

*Alkohol ist ein Dickmacher. Ein Gramm davon enthält sieben Kalorien, fast so viel wie ein Gramm Fett (9 Kalorien).*

Nur leiden wir hierzulande keine Hungersnot. Deshalb kommen die Fettzellen so gut wie nie dazu, wieder zu schrumpfen. Stattdessen werden sie sichtbar: am Bauch, den Schenkeln, dem

*Lecker, aber kalorienreich – das sollte man bedenken, wenn man wirklich schlanker werden will.*

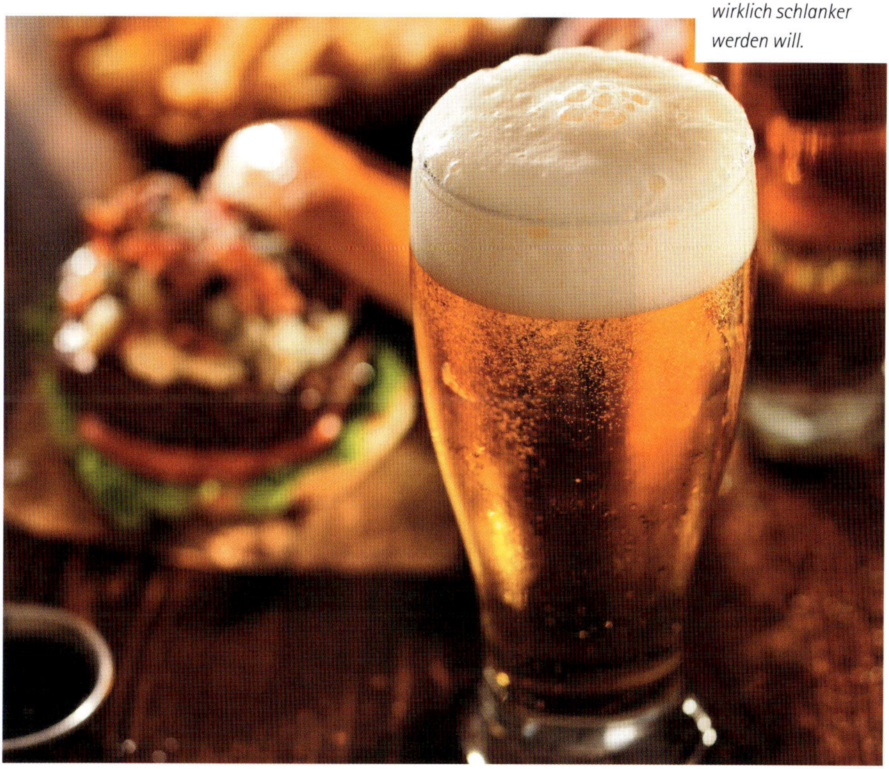

Po. Zu viel Fettgewebe stört nicht nur eine schlanke Silhouette, es ist vor allem gefährlich für uns. Denn das Fettgewebe, und hier vor allem das sogenannte viszerale Fettgewebe am Bauch, ist eigenwillig und kann Entzündungen im ganzen Körper verursachen. Die Hormone, die das Fettgewebe absondert, lassen uns auch nicht mehr spüren, wann wir satt sind. Es entsteht Dauerappetit. Wir greifen immer öfter zu etwas Essbarem, und die Fettzellen füllen sich immer mehr.

## Wie schlage ich den Fettzellen ein Schnippchen?

Unsere Fettzellen schrumpfen, wenn sie weniger Energie aus dem Essen bekommen als wir verbrauchen. Aber wie viel verbrauchen wir? Das lässt sich errechnen. Dafür notwendig: Ihr Body-Mass-Index (BMI):

Körpergewicht in Kilogramm geteilt durch Körperlänge in Metern zum Quadrat. Ein Beispiel:

Arnold Mustermann, 45 Jahre, Körperlänge: 1,83 m, Körpergewicht: 110 Kg

1 1,83 x 1,83 = 3,35 2 110 : 3,35 = BMI von 32,8

Der Blick in die Tabelle rechts verrät ganz klar: Übergewicht.

## BMI-Tabelle

| Kategorie | BMI |
|---|---|
| Untergewicht | weniger als 18,5 |
| Normalgewicht | 18,5 – 24,9 |
| Übergewicht | 25 – 29,9 |
| Starkes Übergewicht (Adipositas Grad I) | 30 – 34,9 |
| Adipositas Grad II | 35 – 39,9 |
| Adipositas Grad III | ≥ 40 |

*Quelle: WHO*

Andere BMI-Tabellen, die zum Beispiel noch Alter und Geschlecht berücksichtigen, weichen leicht von den Werten der Weltgesundheitsorganisation WHO ab. Zu berücksichtigen ist darüber hinaus, dass der BMI zwar aussagt, ob insgesamt zu viel Gewicht vorliegt, aber nicht, wo genau das Fett angesiedelt ist (Bauchfett besonders ungünstig) oder ob es sich gar um Muskulatur handelt. Es geht also um einen Richtwert, nicht um einen Normwert. Bei Typ-2-Diabetes kann er jedoch nach wie vor Hilfestellung leisten dafür, wo das Gewichtsoptimum jedes Einzelnen liegt.

Wenn Ihr BMI wie der unseres Mustermannes im Bereich von Übergewicht liegt oder auch bei leichtem Übergewicht, dann wird es Zeit, dass Sie Ihren Fresszellen Einhalt gebieten. Dazu besprechen Sie mit Ihrem Arzt, einer Ernährungsfachfrau oder einem Ernährungsfachmann, auch in Apotheken, wie viel Kilogramm Sie abnehmen möchten. Ihren Normalbereich finden Sie in der BMI-Tabelle.

Setzen wir das Wunschgewicht von Arnold Mustermann mit zehn Prozent weniger an als sein Ausgangsgewicht – das reicht bereits, um einen Diabetes zu verbessern – dann macht das 99 Kilogramm. Multiplizieren wir das Wunschgewicht (99 Kilogramm) mit 25, ergibt sich die Kalorienmenge, die Arnold

Mustermann täglich maximal essen darf. Hält er sich zum Beispiel im Rahmen der Mittelmeerküche oder der Low Carb-Ernährung überwiegend daran, erreicht er automatisch sein Wunschgewicht.

## Gemeinsam gegen die Pfunde

Rein rechnerisch lassen sich Fettzellen also einfach austricksen. In der Praxis ist das aber schwieriger. Vielen Menschen hilft es deshalb, wenn sie mit der großen Aufgabe „Ich will abnehmen" nicht allein dastehen. Das haben auch Krankenkassen, Ärzte und Apotheker erkannt. Krankenkassen zum Beispiel bieten Gruppenkurse mit Diätprogrammen an, deren Wirksamkeit wissenschaftlich überprüft ist. Wer mitmacht, lernt auch, wie er seine inneren Fressteufel in Schach halten kann, die Fettzellen, die Dauerappetit auslösen. Solche Kurse gehen meist über zwölf Wochen. Ziel ist eine dauerhafte Umstellung der Ernährung, das Ersetzen alter durch neue, gute Essgewohnheiten. Allerdings eignen sich Gruppen nicht für jeden, und es ist dabei nicht immer möglich, auf den Einzelnen einzugehen. Fragen Sie Ihren Arzt dann nach einer Verordnung über eine Einzel-Ernährungsberatung.

## Dürfen Sie nun nie mehr über die Stränge schlagen?

Zum Glück gibt es heute keine Essverbote mehr. Meine Eltern hatten einen Freund, der Typ-2-Diabetes hatte. Ich sehe ihn noch vor mir bei Festen, mit seinem Schwarzbrot nebst Margarine und einer Tomate, während wir in Köstlichkeiten schwelgten. Kuchen, Schokolade, fette Wurst – das dürfen heute auch wir Diabetiker essen. Nur nicht dauernd und wenn, in kleinen Mengen. Wissenschaftler nennen das „flexible Kontrolle". Heißt soviel wie: Ich darf alles, aber ich übertreibe es nicht.

## Was hat es mit dem Begriff Broteinheit (BE) auf sich?

Eine Broteinheit ist die Menge eines Lebensmittels in Gramm, die zwölf Gramm Kohlenhydrate enthält. Auf die genaue Menge an Kohlenhydraten müssen Diabetiker achten, die Insulin spritzen und diejenigen, die Tabletten nehmen, die ein Unterzuckerungsrisiko beinhalten (Sulfonylharnstoffe). Praktisch bedeutet das für die erste Zeit mit dem Diabetes und auch anschließend immer mal wieder: Lebensmittel, die Kohlenhydrate enthalten, werden gewogen, um die enthaltenen BE zu bestimmen. BE-Angaben bekommen Sie in Apotheken, beim Arzt und in entsprechender Ratgeber-Literatur.

*Neben der BE existiert die Kohlenhydrateinheit KE. Sie gibt an, wie viel Gramm eines Lebensmittels 10 Gramm Kohlenhydrate enthält. Welche Einheit Sie verwenden, bleibt Ihnen überlassen, solange Sie dann immer bei dieser einen bleiben.*

## Helfen Süßstoffe beim Abnehmen?

Wenn Sie Ihren morgendlichen Kaffee mit Süßstoff süßen statt mit Zucker, dann nehmen Sie damit weniger Kalorien zu sich. Das hilft beim Abnehmen. Mediziner beobachten allerdings immer wieder, dass die Verwendung von Süßstoff das Gefühl verstärkt, nun so viele Kalorien zu sparen, dass dafür mehr vom so gesüßten Nahrungsmittel gegessen werden dürfe.

Das macht natürlich den Kalorienspareffekt durch Süßstoff zunichte. Also: Lassen Sie die Essmengen gleich und ersetzen Zucker stellenweise durch Süßstoff, dann hilft das, Kalorien einzusparen. Das ist gut.

Besser wäre es für Sie jedoch, Ihre Ernährung langfristig so umzustellen, dass es Sie nur noch selten nach Süßem gelüstet. Dann könnten Sie getrost auf Süßstoff verzichten, und in den wenigen Fällen, in denen Sie Süßes essen, auch mit Zucker gesüßte Lebensmittel genießen. Denn ein maßvoller

Zuckerkonsum - nicht mehr als 50 Gramm pro Tag, inklusive des in Obst und anderen Lebensmitteln versteckten Zuckers - ist Diabetikern erlaubt.

Ein weitgehender Verzicht auf Süßstoffe wäre auch deshalb gut, weil sie womöglich sogar Diabetes fördern können. Das zeigte eine Studie, die im September 2014 in der Zeitschrift Nature veröffentlicht wurde. Untersucht wurde der Einfluss der Süßstoffe Aspartam, Saccharin und Sucralose auf den Blutzuckerwert. In Tierversuchen bewirkten sie in für Menschen üblichen Dosen einen anhaltenden Anstieg des Blutzuckers. Offenbar verändern sie binnen weniger Tage die physiologische Darmflora. Die Zahl von Darmbakterien, die vermehrt Kohlenhydrate freisetzen, die dann wiederum den Blutzucker erhöhen, stieg deutlich an.

*Von der einst weit verbreiteten Fruktose in der Ernährung von Diabetikern sind Wissenschaftler abgerückt. Denn wie man heute weiß, trägt sie zur Entstehung von Gicht, Fettleber und Übergewicht bei.*

Neben Süßstoffen gibt es Zuckeraustauschstoffe. Dazu zählen etwa Erythrit, Isomalt, Mannit, Sorbit und Xylit. Im Gegensatz zu normalem Zucker können sie von den Körperzellen unabhängig von Insulin genutzt werden. Sie enthalten allerdings, anders als Süßstoffe, Kalorien. Sie dürfen Zuckeraustauschstoffe verwenden, müssen dann aber deren Kalorien berücksichtigen. Zudem bereiten größere Mengen zum Beispiel von Mannit oder Sorbit Blähungen und Durchfälle.

## Druck rausnehmen

*Viele Menschen greifen automatisch zu etwas Essbarem, wenn sie sich unter Druck und gestresst fühlen. Besonders Süßes und Fettiges sind dann beliebt. Dass Essen entspannt, ist tatsächlich keine Einbildung. Oft führt nämlich der bei Stress erhöhte Kortisonspiegel im Blut zu mehr Appetit. Und gerade Süßes und Fettiges beruhigen die Aktivität in Gehirnregionen, die mit Stress und damit einhergehenden Gefühlen zusammenhängen.*

*Zum Glück ist Stressessen kein Schicksal. Denn mit Anspannung lässt sich auch anders umgehen. So hilft körperliche Bewegung, den Kortisonspiegel und damit den Appetit zu senken. Entspannungstechniken wie Jacobsonsche Muskelentspannung, Meditation, autogenes Training oder Yoga machen gelassener, und wer regelmäßig übt, fühlt sich dem Stress insgesamt besser gewachsen.*

*Gegen Stressessen hilft außerdem ganz praktisches: möglichst die Lieblingsnascherei gar nicht erst zuhause haben.*

## Die Therapie anpassen

Wenn Diabetiker abnehmen, bedeutet das häufig, dass sie weniger Medikamente brauchen, weil das Gehirn wieder geordnet Befehle erteilen und Informationen verarbeiten kann und Insulin wieder besser wirkt. Für Diabetiker, die Insulin spritzen oder Sulfonylharnstoffe einnehmen (siehe auch ab Seite 36), ist das wichtig, denn sie können unterzuckern, wenn sie die Dosis nicht dem verringerten Bedarf anpassen. Das sollten Sie zusammen mit Ihrem Arzt entscheiden. Deshalb gehört der Arzt mit zu den Eingeweihten, wenn Sie abnehmen möchten. Übrigens bessern sich bei weniger Gewicht oft auch die Blutdruck- und Blutfettwerte. Auch hier passt der Arzt eventuell die Dosis der Medikamente an.

## Der Sinn von Formula

In Apotheken gibt es sogenannte Formuladiäten. Diese Pulver, aus denen sich Mahlzeiten beziehungsweise Drinks verschiedener Geschmacksrichtungen zubereiten lassen, können Sie im Kampf gegen die gierigen Fettzellen unterstützen. So stärkt es bei Übergewicht oft den Durchhaltewillen, wenn man mit einer Formuladiät startet. Denn der Abnehmerfolg in den ersten Wochen ist damit groß. Das motiviert, weiterzumachen. Und entgegen der bisherigen Sichtweise, schnelles Abnehmen zu Beginn führe zu schnellerer Gewichtszunahme nach Ende eines Abnehmprogramms, gibt es Hinweise, dass es keine Rolle spielt, ob man zu Anfang schnell oder langsam Gewicht verliert.

Formuladiäten eignen sich auch, um das neue Gewicht zu halten. Man kann zum Beispiel einen Tag pro Woche damit bestreiten. Auf diese Weise sinkt die wöchentliche durchschnittliche Energieaufnahme. Oder man tauscht hin und wieder eine Mahlzeit am Tag gegen einen Formuladrink aus. Auch das hilft, auf Dauer schlank zu bleiben.

## Zucker und Fett weg dank Operation

Liegt das Körpergewicht sehr hoch, bei Typ-2-Diabetikern ab einem Body Mass Index von 35, dann ist eine Gewichtsreduktion oft beinahe aussichtslos, ganz gleich, wie sehr man sich bemüht. In diesen Fällen können Operationen helfen, in denen der Magen verkleinert wird, zum Teil unter Einbeziehung des Dünndarms.

Diese sogenannten bariatrischen Operationen zeigen auch gegen den Typ-2-Diabetes beeindruckende Wirkung: Bei vielen Operierten verschwindet der Diabetes anschließend. Neben dem

Diabetes bessern sich durch eine bariatrische Operation auch viele weitere Beschwerden, die das Übergewicht mit sich brachte.

Bei allen positiven Nachrichten über eine bariatrische Operation handelt es sich dennoch um einen Eingriff mit Risiken. Deshalb gelten strenge Kriterien dafür, wer operiert werden darf. Nach den aktuellen Therapieleitlinien ist eine bariatrische Operation bei Patienten mit einem Body-Mass-Index (BMI) von mehr als 40 kg/m2 möglich, wenn keine gesundheitlichen Aspekte gegen eine Operation sprechen und alle anderen Maßnahmen zur Gewichtsabnahme ohne Erfolg blieben. Bei einem BMI ab 35 darf der Eingriff dann erfolgen, wenn wegen des massiven Übergewichts bereits Folgeerkrankungen entstanden sind, wie Diabetes, Koronare Herzkrankheit oder Schlafapnoe.

*Das reichliche Trinken zum Beispiel von mit Zucker beziehungsweise Fruktosesirup gesüßten Limonaden kann den Effekt einer bariatrischen Operation zunichte machen.*

Ob der Erfolg einer bariatrischen Operation von Dauer ist oder der Diabetes irgendwann wiederkehrt, ist noch nicht ganz sicher.

Daneben können nach erfolgreicher Operation auf lange Sicht Probleme auftreten, etwa ein Mangel an wichtigen Nährstoffen, weil diese nicht mehr ausreichend vom Körper aufgenommen werden können. Auch Depressionen sind möglich. Wissenschaftler vermuten, dass bei vielen Menschen mit starkem Übergewicht das Essen auch dazu dient, seelisch stabil zu bleiben. Dabei spielen komplexe Vorgänge im Gehirn eine Rolle. Fällt Essen als Reiz für Belohnungs- und Glückszentren aus, dann können sich auf dieser Grundlage Depressionen zeigen. Deshalb müssen Menschen nach einer bariatrischen Operation langfristig nicht nur von Ärzten, sondern auch von einem Psychologen betreut werden.

# Der zweite Punkt – Vollgas gar nicht nötig

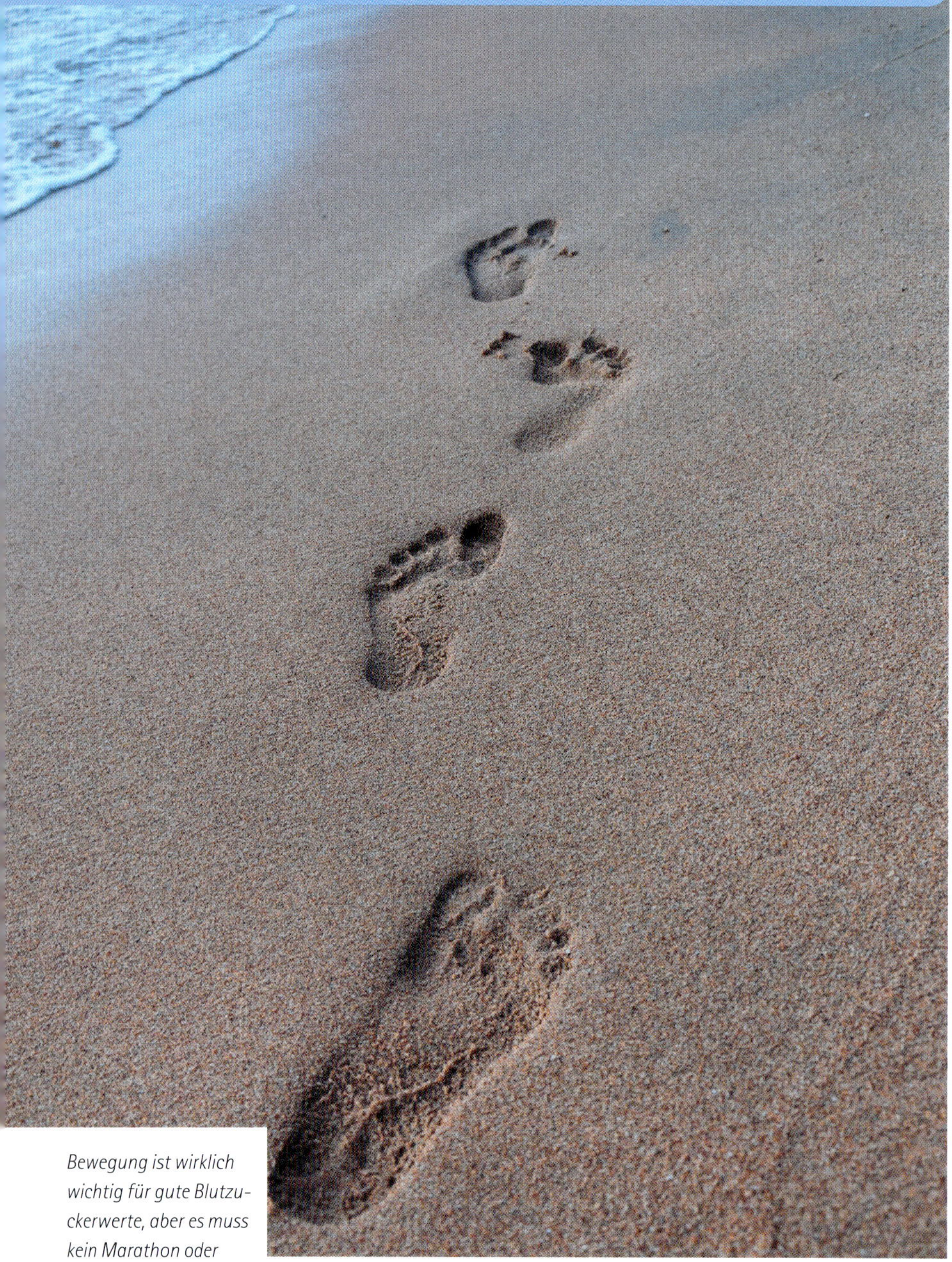

*Bewegung ist wirklich wichtig für gute Blutzuckerwerte, aber es muss kein Marathon oder Leistungssport sein.*

Was den gierigen Fettzellen gänzlich die Laune verdirbt, ist Bewegung. Denn wer sich anstrengt, braucht vermehrt Energie, und das bis zu 48 Stunden nach der Bewegung. Diese Energie entstammt auch den Fettzellen. Wenn Sie also wollen, dass die Fettzellen schrumpfen, dann gehört Bewegung dazu.

## Hirn im Glück – das macht Bewegung

Es ist kaum zu glauben, wie einfach die Bauchspeicheldrüse, die Zellen und das Gehirn auf Glücksgefühle umschalten. Der Trick heißt Bewegung. Es braucht gar nicht viel davon, es zählt jeder Schritt, und es gibt unglaublich viele Möglichkeiten.

Ich schreibe – auch jetzt gerade – und sitze dabei. Unsere Firma hat sechs Stockwerke. Mein Büro liegt im ersten. Alle ein bis zwei Stunden gehe ich die Treppen von Stockwerk eins bis unters Dach und wieder retour. Ich kann sogar beweisen, dass das wirkt: An Tagen, an denen ich regelmäßig den sechsten Stock erklimme, sind meine Blutzuckerwerte besser als an Tagen, an denen ich es lasse. Nebeneffekt: Mein Gehirn zeigt sich erfrischt, wenn ich wieder an meinen Schreibtisch zurückkehre.

## Was ist so toll an Bewegung?

Gehen Sie ein paar schnelle Schritte oder steigen Sie Treppenstufen hinauf. Merken Sie, wie Ihr Herz schneller schlägt und Sie tiefer atmen? Das bedeutet, Ihr Kreislauf kommt in Fahrt. Das Herz pumpt stärker, und so können alle wichtigen Nährstoffe, Vitamine, Mineralstoffe und Sauerstoff schneller zu den Zellen gelangen. Die Zellen, die sich bei Typ-2-Diabetes gegenüber Insulin verschließen, lassen während und nach Bewegung Glukose sogar ganz ohne Insulin hinein. Gleichzeitig lässt deren

Abwehrhaltung nach, die Insulinresistenz verringert sich. Das entlastet die Bauchspeicheldrüse, die nun die Insulinproduktion zurückfahren und sich erholen kann. Die Muskeln, die bei Bewegung gefordert werden, sondern Stoffe ab, die unter anderem Entzündungen hemmen. Der Blutdruck sinkt, und wenn Sie sich regelmäßig bewegen, bessern sich höchstwahrscheinlich auch Ihre Blutfettwerte.

Machen Sie nun für Bewegung und Sport, wie schon für Ihre Ernährung, eine Bestandsaufnahme über zwei Wochen, indem Sie täglich notieren, wie lange Sie jeweils am Stück gesessen und wann und wie Sie sich bewegt haben.

Kommt dabei heraus, dass Sie überwiegend sitzen, können Sie ganz einfach anfangen, Ihren Alltag bewegter zu gestalten. Dazu müssen Sie gar nicht Vollgas geben.

## 13 flotte Ideen für mehr Bewegung

### Auf Reisen

- auf Zugfahrten zwischendurch durch den ganzen Zug laufen
- am Flughafen die Weitläufigkeit zum Gehen nutzen, keine Rollbänder benutzen
- den Koffer tragen statt ihn hinter sich her zu ziehen
- ein Springseil mitnehmen und im Hotel oder wo immer möglich, fünf Minuten springen
- zu Geschäftsterminen die Öffentlichen nehmen, statt Auto oder Taxi, oder noch besser hinlaufen oder -radeln

## Zuhause

- wenn nur wenig einzukaufen ist, immer zu Fuß gehen oder mit dem Rad fahren
- im Garten arbeiten
- wenn es der Rücken zulässt, auch mal Wasserkisten tragen
- Putzen als Sporteinheit nutzen

## Im Büro

- immer die Treppen zum Büro nehmen, nicht den Fahrstuhl
- jede Stunde fünf Minuten gehen (Treppen laufen, Flure entlang gehen)
- Muskeln zum Beispiel mit täglichen Liegestütz und Situps kräftigen
- am Stehpult arbeiten statt im Sitzen

*Das Wichtigste ist nach neuesten Erkenntnissen nicht, sich einmal täglich auszupowern, sondern möglichst wenig zu sitzen. Sitzen macht krank. Je öfter das Sitzen unterbrochen wird, umso besser.*

Fällt Ihnen noch etwas ein? Der Fantasie sind hier keine Grenzen gesetzt.

Wer Marathon laufen will, jeden Tag zwei Stunden joggen oder beim Iron Man starten, kann das (nach ärztlichem ok) gerne tun, aber Sie müssen es nicht. Regelmäßig in Maßen bewegen schmilzt die Fettzellen, senkt den Blutzucker, den Blutdruck, die Blutfettwerte, zeigt Schutzeffekte gegen Krebs und Demenz und macht Ihnen gute Laune.

Es reichen zusätzlich zu den oben genannten Alltagstipps täglich 20 Minuten zügigen Gehens oder dreimal die Woche langsam eine halbe bis eine Stunde joggen, um von den positiven Effekten von Bewegung zu 100 Prozent zu profitieren.

## Start frei vom Arzt

Wenn Sie sich schon lange nicht mehr bewegt beziehungsweise keinen Sport getrieben haben, brauchen Sie ein Startsignal von Ihrem Arzt, dass Ihr Herz und Ihr Kreislauf Bewegung gut vertragen und dass bei Ihnen keine anderen Folgeschäden durch den Diabetes vorliegen.

Um ganz auf Nummer Sicher zu gehen, haben Experten klare Vorgaben erarbeitet, wann ein Typ-2-Diabetiker welchen Sport machen darf. Das sieht so aus:

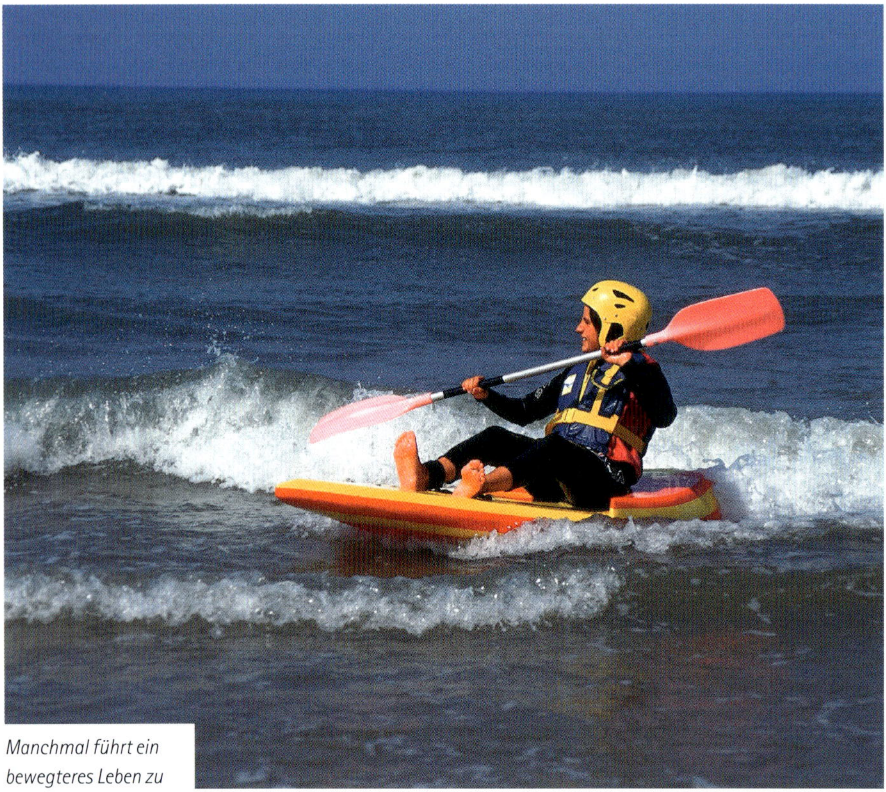

*Manchmal führt ein bewegteres Leben zu ganz neuen Erfahrungen.*

- Körperlich gesunde Typ-2-Diabetiker können sich in der Bewegungswahl frei entscheiden.
- Wem Übergewicht zu schaffen macht, der profitiert von Bewegungsarten, die die Gelenke schonen. Dazu gehören Nordic Walking, schnelles Gehen, Skiwandern, Schwimmen und Radfahren. Bei nur mäßigem Übergewicht und ansonsten körperlicher Gesundheit eignen sich auch andere Ausdauersportarten, wie Joggen oder Bergwandern. Eine weitere Variante bieten Diabetiker-Sportgruppen. Hier trifft man sich mit ebenfalls Betroffenen. Das kann die Motivation verstärken, am Ball zu bleiben.
- Menschen mit Herz-Kreislauf-Beschwerden sollten sich im Rahmen einer Herzsportgruppe bewegen. Je nach Ausprägung der Herz-Kreislauf-Erkrankung gibt es auch Gruppen, bei denen stets ein Arzt anwesend ist, der im Notfall sofort helfen kann.

Wenn Sie Insulin spritzen oder Sulfonylharnstoffe einnehmen, kann Ihr Blutzucker grundsätzlich zu tief absinken. Durch Bewegung und Sport verstärkt sich diese Tendenz. Das ist kein Grund für Bewegungslosigkeit, aber für einen guten Plan. Besprechen Sie mit Ihrem Diabetologen, inwieweit Sie Ihre Insulin- oder Tablettendosis um den Sport herum senken und/oder mehr Kohlenhydrate essen sollten.

## Das gilt für Sport bei Folgeschäden

Wenn Sie bereits Folgeschäden durch den Diabetes haben, gelten spezielle Regeln, wenn Sie sich bewegen oder Sport treiben wollen.

Die Deutsche Diabetes Gesellschaft rät:

- bei einer fortschreitenden Schädigung der Augennetzhaut durch den Diabetes (Retinopathie), Blutdruckanstiege über 180 bis 200/100 Millimeter Quecksilber (mm/Hg) zu vermeiden,
- sich nach einer Laserbehandlung der Netzhaut oder nach einer Augenoperation sechs Wochen lang körperlich zu schonen,
- bei einer Retinopathie kein Krafttraining und keine Kampfsportarten zu machen,
- bei einer Schädigung der zu den Füßen verlaufenden Nerven (periphere Neuropathie) besonders auf das richtige Schuhwerk zu achten, um ein Diabetisches Fußsyndrom zu vermeiden,
- arbeiten die Nerven, die das Herz steuern, nicht mehr richtig (autonome Neuropathie) muss eine dadurch gestörte Blutdruck- und Herzfrequenzregulation berücksichtigt werden.

## Gesundbringer Muskulatur

*Sie müssen nicht zum Muskelprotz werden. Hauptsache, die Muskulatur wird regelmäßig mit Hilfe von (angeleiteten) Kraftübungen gefordert.*

Eine traurige Wahrheit, ganz unabhängig vom Diabetes: Ab 30 geht es bergab mit der Muskelkraft. Diese Talfahrt können Sie mit Krafttraining aufhalten. Am besten eignen sich gute Studios, in denen Sie zweimal die Woche trainieren können.

Muskeln verbrauchen mehr Energie als Fettgewebe, das heißt, je mehr Muskeln, desto leichter bleiben Sie schlank. Außerdem produzieren die Kraftpakete den Botenstoff Interleukin-6. Er hemmt Entzündungen und sensibilisiert die Muskelzellen für Insulin.

## Tipp

Ein Schrittzähler kann ungeheuer motivieren. Sie können direkt ablesen, wie viel Sie an einem Tag bereits gelaufen sind und wie viele Schritte noch fehlen. Am besten verschaffen Sie sich erst einmal einen Überblick über Ihre derzeitige Schrittzahl. Liegt sie zum Beispiel bei 4000 Schritten, können Sie versuchen, die Schritte über vier Wochen pro Woche um 500 Schritte zu steigern. Geschafft? Dann Applaus! Denn 2000 Schritte mehr als gewohnt pro Tag bringen schon einen guten Effekt für die Gesundheit. Die optimale Schrittzahl liegt bei 10 000 pro Tag. Digitale Schrittzähler arbeiten exakt und zuverlässig und messen die zurückgelegten Schritte über Bewegungs-, beziehungsweise Beschleunigungssensoren. Sie setzen Körpervibrationen in elektrische Impulse um. Mittlerweile gibt es Schrittzähler mit den verschiedensten Zusatzfunktionen, je nach Anspruch des Einzelnen an das Gerät.

Glukose-Gel oder fester Traubenzucker und eventuell Saft gehören immer ins Sportgepäck, um Unterzuckerungen abfangen zu können. Ebenso ein Blutzuckermessgerät und Teststreifen. Ein in die Thematik eingeweihter Begleiter bringt Sicherheit.

# Der dritte Punkt – verstehen, was der Arzt sagt

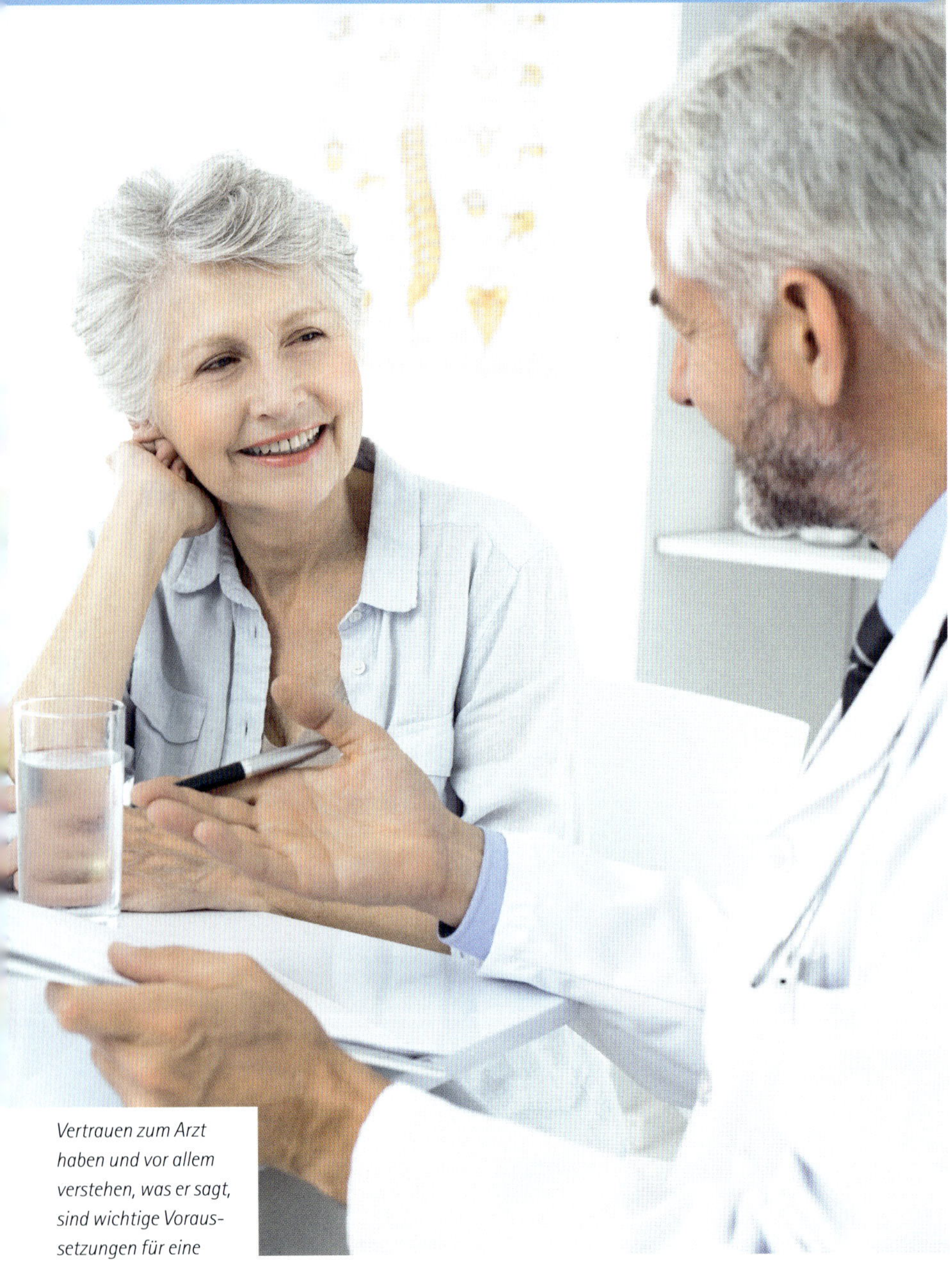

*Vertrauen zum Arzt haben und vor allem verstehen, was er sagt, sind wichtige Voraussetzungen für eine erfolgreiche Therapie.*

Möchten Sie auch die für Sie beste Therapie bekommen? Dann ist es wichtig, dass außer Ihrem Arzt auch Sie über moderne Diabetes-Therapie Bescheid wissen. Das gibt mehr Sicherheit und Klarheit, um sich mit dem Arzt auf Augenhöhe besprechen zu können.

Wenn Ärzte heute Medikamente gegen Typ-2-Diabetes verordnen, behalten sie im Idealfall immer den ganzen Menschen im Blick. Warum ist das so wichtig? Weil die sogenannten Antidiabetika, also die Mittel gegen hohen Blutzucker, außer ihrer Aufgabe, den Blutzucker zu senken, verschiedene weitere Wirkungen und auch Nebenwirkungen haben. Ob diese für den einzelnen Patienten eine Rolle spielen, hängt zum Beispiel davon ab, welche weiteren Erkrankungen er hat, außer dem Diabetes. Deshalb eignet sich ein- und dasselbe Antidiabetikum vielleicht hervorragend für Herrn Mayer, aber womöglich keinesfalls für Herrn Schulze.

Im Gespräch mit dem Arzt geht es zunächst um die Therapieziele, die er mit Ihnen erreichen möchte. Wünschenswert ist ein $HbA_{1c}$-Wert zwischen 6,5 und 7,5 Prozent. Ausnahmen: Bei alten Menschen darf der Langzeitwert von 7 bis 8 Prozent betragen. Bei Menschen über 80 Jahren ohne Diabetes-Symptome wie Müdigkeit, Durst und häufiges Wasserlassen darf der $HbA_{1c}$ auch über 8 Prozent liegen. Bei nur leicht erhöhtem $HbA_{1c}$ kommen orale Antidiabetika zur Einnahme zum Einsatz. Oral bedeutet, die Mittel werden in Form von Tabletten geschluckt. Höhere $HbA_{1c}$-Werte erfordern schon zu Beginn eine Kombination zweier oraler Antidiabetika oder eine Kombination eines oralen Antidiabetikums mit Insulin oder mit einem sogenannten GLP-1-Agonisten, der wie Insulin gespritzt wird. Auch GLP-1-Agonisten und Insulin kommen gemeinsam zum Einsatz.

*Demenz kann Unterzuckerungen indirekt begünstigen. Deshalb achtet man bei Betroffenen auf einen etwas höheren $HbA_{1c}$-Wert von cirka 8 Prozent.*

## Metformin – Klassiker als Nummer eins

Ein Mittel, das sich aufgrund seiner Eigenschaften für viele Typ-2-Diabetiker eignet und weltweit gegen die Krankheit eingesetzt wird, heißt Metformin. Dieses Mittel ist zwar schon seit 1968 in Deutschland auf dem Markt, steht aber trotzdem unangefochten auf Platz eins in der Diabetestherapie. Metformin hat nämlich Vorteile.

- Es senkt den Blutzucker nicht zu tief ab. Zu tiefe Werte bedeuten Unterzuckerungen, auch Hypoglykämien genannt, und sind akut gefährlich. Deshalb mögen Ärzte Mittel, die diese Zustände nicht auslösen können.
- Metformin hilft außerdem dabei, nicht weiter zuzunehmen, verhält sich also gewichtsneutral.
- Darüber hinaus senkt es die Sterblichkeit von Typ-2-Diabetikern. Zum einen vermutet man den Grund dafür in positiven Effekten von Metformin auf das Herz-Kreislauf-System. Zum anderen scheint der Arzneistoff auch vor bösartigen Tumoren schützen zu können, etwa der Bauchspeicheldrüse, der Prostata, Leber, der Brust und Lunge sowie des Dickdarms. Das ist besonders wichtig, weil Typ-2-Diabetiker gegenüber gesunden Menschen ein erhöhtes Risiko für bestimmte Tumoren haben.

Aus diesen Gründen könnte Metformin eine gute Wahl für Sie sein. Wenn Ihnen der Arzt Metformin verordnet, kann es sein, dass es bei Ihnen Magen-Darm-Probleme auslöst. Dagegen hilft, die Metformin-Dosis über einen Zeitraum von zwei Wochen langsam zu steigern, bei Beschwerden die Dosierung wieder etwas zu senken und das Medikament immer unmittelbar nach dem Essen einzunehmen. Bei starken Nebenwirkungen auf Magen und Darm sprechen Sie Ihren Arzt an. Er kann für Sie dann ein anderes Medikament auswählen.

Steht bei Ihnen eine Untersuchung an, bei der ein Röntgenkontrastmittel zum Einsatz kommt, sagen Sie dem Arzt, dass Sie Metformin bekommen, denn treffen Metformin und Röntgenkontrastmittel aufeinander, löst die Kombination mitunter eine schwere und lebensbedrohliche Übersäuerung des Blutes aus, eine sogenannte Laktatazidose. Das Risiko dafür steigt auch bei eingeschränkter Nierenfunktion und/oder Herzinsuffizienz.

*Metformin ist sehr preiswert und kommt deshalb den Sparbestrebungen im Gesundheitswesen entgegen.*

Nach der Einnahme von Metformin gelangt es über den Darm in die Blutbahn und von dort aus in das Hochleistungsorgan Leber. Neben ihren vielfältigen anderen Aufgaben bildet die Leber aus verschiedenen Bausteinen Glukose. Dieser Prozess heißt Glukoneogenese, von Gluko- (= Zucker) -neo- (= neu) -genese (= Herstellung). Bei Glukosemangel – zum Beispiel, weil ein Mensch lange keine Kohlenhydrate gegessen oder durch körperliche Anstrengung viel Energie verbraucht hat – sorgt der Insulin-Gegenspieler Glukagon dafür, dass Glukose aus ihren Leberspeichern (Glykogen) in die Blutbahn freigesetzt wird. Hier mischt sich Metformin ein. Es bewirkt, dass die Glykogenspeicher nie ganz voll werden, so dass nicht so viel Glukose in die Blutbahn abgegeben werden kann. Auf diese Weise sinken hohe Blutzuckerwerte.

## Sulfonylharnstoffe – Einsatz gut abwägen

Seltener als noch vor einigen Jahren verschreiben Ärzte Sulfonylharnstoffe gegen hohe Blutzuckerwerte. Arzneistoffe dieser Gruppe heißen zum Beispiel Glibenclamid und Glimepirid. Sulfonylharnstoffe gibt es ebenfalls schon lange, aber gegenüber Metformin haben sie Nachteile:

*Entscheidet sich der Arzt bei Ihnen für einen Sulfonylharnstoff, fragen Sie ihn, welche Vorteile ein Medikament dieser Gruppe speziell für Sie hat.*

- schwere und lang anhaltende Unterzuckerungen sind möglich,
- in verschiedenen Studien zeigte sich eine erhöhte Sterblichkeit,
- mit Sulfonylharnstoffen legen Sie womöglich an Gewicht zu, und zwar vor allem dort, wo es gesundheitlich am ungünstigsten ist, am Bauch. Für Menschen mit Übergewicht eignen sich Sulfonylharnstoffe deshalb nur bedingt.

Sulfonylharnstoffe besetzen und blockieren kleine Kanälchen an der Oberfläche der insulinproduzierenden Betazellen in der Bauchspeicheldrüse. Als Reaktion auf diese Blockade öffnen sich sogenannte Calciumkanäle, und Calcium strömt in die Betazelle ein. Für die Betazellen ist der Calciumeinstrom wie für uns der Morgenkaffee. Sie werden aktiv und starten sofort damit, Insulin auszuschütten. Allerdings betreiben sie das pausenlos solange, wie ein Sulfonylharnstoff wirkt, also auch dann, wenn der Körper gerade gar kein Insulin braucht. Das überschüssige, im Körper zirkulierende Insulin kann den Blutzucker soweit absenken, dass Diabetiker unterzuckern. Mit der Zeit powert sich die Bauchspeicheldrüse zudem aus. Das geschieht bei Typ-2-Diabetikern zwar meist auch ohne Sulfonylharnstoffe im Laufe der Jahre, aber diese Medikamente scheinen den Prozess zu beschleunigen.

Glinide sind so etwas wie die Kinder als Nachkommen der Sulfonylharnstoffe. Sie wirken deutlich kürzer als ihre „Eltern" und lösen deshalb weniger Unterzuckerungen aus.

## Zucker sickert ins Blut – alpha-Glukosidasehemmer

*In Asien* ***finden alpha-Glukosidasehemmer breiten Einsatz, in Deutschland hingegen nur noch selten, in den USA hat Acarbose keine Zulassung.***

Alpha-Glukosidasehemmer wie Acarbose verhindern steile Blutzuckeranstiege nach einer Mahlzeit. Wenn der Arzt Ihnen Acarbose verordnet, ist es wichtig, zu Therapiebeginn nur eine kleine Dosierung einzunehmen und die Menge langsam zu steigern. In höherer Dosierung von Anfang an rebellieren bei vielen Menschen Magen und Darm. In kleinen Mengen gewöhnen sich die Verdauungsorgane an das Medikament.

Acarbose bremst das im Darm vorkommende Enzym alpha-Glukosidase, das Kohlenhydrate in Glukose-Bausteine zerhackt. Durch Acarbose gehemmt, geht dieser Prozess langsamer vonstatten. Deshalb gelangt die Glukose nicht auf einen Schwung in die Blutbahn, sondern nach und nach. Der Blutzuckerspiegel steigt nur allmählich an, und das ist für Diabetiker grundsätzlich gut.

*Aufgepasst:* ***Wer Acarbose in Kombination mit einem anderen Antidiabetikum bekommt, das Unterzuckerungen auslösen kann, darf gegen den Unterzucker ausschließlich nur Glukose essen und nicht etwa Haushaltszucker oder Honig.***

Aber: Einen Acarbose-Effekt können Sie auch erreichen, wenn Sie viele Ballaststoff-reiche Lebensmittel essen. Denn Ballaststoffe sorgen ebenfalls dafür, dass der Zucker nur langsam in die Blutbahn sickert.

## Rehabilitiert: Glitazone

Im Jahr 2010 kam das vorläufige Aus für den ersten Vertreter dieser Arzneistoffgruppe, das Rosiglitazon. Grund für die Marktrücknahme waren Hinweise aus mehreren Studien, wonach

Rosiglitazon das Risiko für Herz-Kreislauf-Ereignisse wie Herzinfarkt und Schlaganfall zu erhöhen schien. Ein anderes Glitazon, das Pioglitazon, wird in Deutschland noch von privaten Krankenkassen erstattet.

*Rosiglitazon kann die Knochen schwächen. Dadurch steigt das Risiko für Knochenbrüche. Daneben kann das Körpergewicht unter der Therapie ansteigen, weil durch Glitazone vermehrt Wasser im Körper eingelagert wird.*

Mittlerweile hat die amerikanische Arzneimittelbehörde FDA den Arzneistoff Rosiglitazon rehabilitiert. Seit 2013 dürfen US-Ärzte den Wirkstoff wieder verschreiben, auch ohne die Patienten wie bis dato für eine spezielle Risikoermittlung anmelden zu müssen. Der Grund: Die steigende Zahl an Untersuchungen zu Rosiglitazon entkräftete die Hinweise auf ein gesteigertes Risiko für Herz-Kreislauf-Ereignisse.

Glitazone sorgen dafür, dass Insulin wieder besser an den Zellen wirken kann, mindern also die sogenannte Insulinresistenz. Außerdem regen sie die vermehrte Bildung von Eiweißstoffen an, die den Zuckertransport in die Zellen fördern. Darüber hinaus wirken sie wie auch Metformin in der Leber. Dort hemmen sie die Glukoseneubildung, die bereits erwähnte Glukoneogenese.

## Modern und vielseitig: Gliptine (GLP-1-Analoga und DPP-4-Hemmer)

Der Darm setzt immer, wenn wir essen, ein Hormon namens Glucagon-like Peptide-1 (GLP-1) frei. Könnte man körpereigene Substanzen als intelligent bezeichnen, dann wäre GLP-1 eine der besonders cleveren. Es hemmt die Magenentleerung, wenn Kohlenhydrate und Fette in einen bestimmten Darmabschnitt gelangen. Außerdem stimuliert es die Betazellen der Bauchspeicheldrüse dazu, Insulin freizusetzen, aber nur dann, wenn der Blutzuckerspiegel im Begriff ist anzusteigen. Zudem sorgt es dafür, dass wir uns satt fühlen, nachdem wir eine bestimmte Menge gegessen haben, und es hemmt die Freisetzung von

Glukose aus der Leber. Der ideale Kandidat für Wissenschaftler, um auf Grundlage dieses Vorbilds Arzneistoffe zu entwickeln.

Zwei Gruppen gehören dazu:

- GLP-1-Analoga; sie binden an die natürliche Bindungsstelle für GLP-1 im Darm, lösen dort denselben Effekt wie das Hormon aus, werden aber langsamer abgebaut. Wirkstoffe dieser Gruppe heißen Exenatid, Liraglutid und Lixisenatid, werden per Spritze verabreicht und kommen zum Beispiel zum Einsatz, wenn orale Antidiabetika nicht ausreichen, um gute Blutzuckerwerte zu erzielen. Ein großer Vorteil: GLP-1-Analoga können das Körpergewicht um zwei bis drei Kilogramm senken.
  Mittlerweile gibt es auch fertige Spritzen, die ein GLP-1-Analogon kombiniert mit Insulin enthalten. GLP-1 kann als Nebenwirkung Magen-Darm-Probleme auslösen, wie Durchfall, Übelkeit und Erbrechen. Im Laufe der Anwendung lassen diese Symptome meist nach.
- DPP-4-Hemmer; sie kommen in Tablettenform zum Einsatz. Sie hemmen das Enzym Dipeptidylpeptidase, abgekürzt DPP 4, das GLP-1 normalerweise binnen ein bis zwei Minuten wieder abbaut. GLP-1 kann auf diese Weise länger wirken. Arzneistoffe aus der Gruppe der DPP-4-Hemmer heißen Saxagliptin, Sitagliptin und Vildagliptin.

*Werden verschiedene orale Antidiabetika* ***miteinander kombiniert, können Unterzuckerungen auftreten, auch wenn das bei alleiniger Gabe eines der Medikamente nicht der Fall ist.***

Obwohl Gliptine die Insulinfreisetzung anregen, also wie Sulfonylharnstoffe an den Betazellen der Bauchspeicheldrüse ansetzen, fordern sie diese nicht bis zur Erschöpfung. Das liegt an den unterschiedlichen Wirkmechanismen. Gliptine stimulieren die Produktion einer Insulinvorstufe in den Vorratsbehältern der Betazellen. Die Insulinvorstufe heißt Proinsulin. Durch Gliptine gibt es mehr mit Proinsulin gefüllte Vorratsbehälter, auch Vesikel genannt. Außerdem bilden sich mehr der Enzyme, die Proinsulin in Insulin und das sogenannte C-Peptid spalten. Insulin wird jedoch nur freigesetzt, wenn der Blutzuckerspiegel ansteigt. Deshalb ist die Gefahr zu unterzuckern unter Gliptinen sehr gering, solange keine weiteren Antidiabetika hinzukommen.

## Mehr Zucker aus dem Körper: SGLT-2-Hemmer

Unsere Nieren sind die Reinigungsmaschinen unseres Blutes. Sie filtern Gift- und Abfallstoffe heraus und entsorgen sie über den Urin. Glukose gehört zu den wertvollen Substanzen, die der Körper unbedingt behalten will. Dafür sorgen viele kleine Pumpen in den Kanälchen der Nieren. Diese Pumpen befördern Glukose aktiv aus dem Harn in den Körper zurück.

*Die wichtigste Wechselwirkung, die Sie selbst beeinflussen können, ist diejenige zwischen Antidiabetika und Alkohol. Diese Kombination kann schwere Unterzuckerungen bis hin zum Unterzucker-Schock nach sich ziehen. Besprechen Sie Ihre Trinkgewohnheiten deshalb unbedingt mit Ihrem Arzt.*

SGLT-2-Hemmer setzen genau an den kleinen Pumpen, die unter Fachleuten Natrium-Glukose-Transporter heißen, an. Sie hemmen deren Aktivität, so dass Glukose vermehrt ausgeschieden wird. Auf diese Weise sinkt der Blutzucker.

Der viele Zucker, der durch SGLT-2-Hemmer mit dem Urin ausgeschieden wird, bietet Pilzen und Bakterien vermehrt eine Wachstumsgrundlage. Blasen- und Genitalinfektionen können deshalb häufiger auftreten. Eine gute Genitalhygiene hilft, die Gefahr für diese Nebenwirkungen zu vermindern.

## Wechselwirkungen erkennen

Orale Antidiabetika können untereinander und mit anderen Medikamenten in Wechselwirkungen treten. Das bedeutet, es treten unter Umständen nicht erwünschte Wirkungen durch die Kombination verschiedener Wirkstoffe auf. Das vermeiden Sie, wenn Sie in der Apotheke Ihres Vertrauens einen Medikationscheck durchführen lassen. Mit Hilfe einer Software lassen sich Wechselwirkungen schnell aufspüren und können dann in ihrer Bedeutung eingeordnet und künftig durch verschiedene Maßnahmen, die Arzt und Apotheker kennen, vermieden werden.

### So schlucken Sie Tabletten leichter

*Orale Antidiabetika müssen täglich und oft lebenslang geschluckt werden. Da ist es gut zu wissen, wie man sie am besten herunterbekommt. Der Pharmakologe Professor Walter E. Haefeli, Uniklinikum Heidelberg, filterte in Studien die besten Methoden heraus. Sie sehen so aus:*

- *Bei der sogenannten Pop-Bottle-Technik legen Sie sich die Tablette auf die Zunge und schließen die Lippen um die Öffnung einer flexiblen, mit Wasser gefüllten Plastikflasche. Saugen Sie nun einen kräftigen Schluck aus der Flasche und schlucken Sie die Tablette bei gerade gehaltenem Kopf samt dem Wasser hinunter.*
- *Bei der Vorwärts-Neigetechnik bleibt der Kopf zunächst gerade. Legen Sie die Tablette auf die Zunge und nehmen Sie einen Schluck Wasser. Biegen Sie dann den Kopf Richtung Brust und schlucken Sie währenddessen Tablette und Wasser.*

*Probleme können entstehen, wenn Sie den Kopf zurückbiegen. Die Speiseröhre wird dadurch enger, und das Wasser nimmt die Tablette mit zur Zungenspitze statt zum Rachen.*

## Insulin – was fehlt ersetzen

Insulin als Medikament gegen ihren Diabetes macht vielen Typ-2-Diabetikern zunächst einmal Angst. Sie fürchten die Spritzen, haben womöglich Angst, zuzunehmen und sehen Insulinspritzen als Zeichen einer Verschlechterung ihrer Krankheit.

*Manchmal trifft man beim Spritzen ein Blutgefäß.* ***Damit das möglichst keinen unschönen blauen Fleck gibt, ein paar Minuten mit einem sauberen Tupfer fest auf die blutende Stelle drücken.***

Zum Spritzen kann ich Ihnen aus jahrzehntelanger Erfahrung versichern: Es tut eigentlich nur dann weh, wenn ich meine Kanüle nicht regelmäßig wechsle. Es ist dann unangenehm, wenn ich ein Blutgefäß erwische und sich daraus ein blauer Fleck mausert. Das sieht einfach nicht schön aus. Abgesehen davon fällt Spritzen unter dieselbe Kategorie wie Zähneputzen, Zahnseide fädeln und Hände waschen: Man reißt sich nicht darum, aber es gehört einfach dazu.

Durch die Insulintherapie nehmen tatsächlich viele Diabetiker anfangs ein paar Kilo zu. Fragen wir aber nach dem Warum, scheint das Ganze schon nicht mehr so bedrohlich. Bevor Typ-2-Diabetiker mit dem Insulinspritzen beginnen sollen, liegen ihre Blutzuckerwerte meist schon eine ganze Weile zu hoch. Das heißt: Sie verlieren Glukose (Energie) und Wasser (Flüssigkeit) mit dem Urin. Deshalb nehmen sie ab. Beginnen sie nun mit der Insulintherapie, stabilisieren sich die Blutzuckerwerte. Glukose und damit Energie bleibt dem Körper erhalten, und die für alle Stoffwechselprozesse wichtige Flüssigkeit geht ebenfalls nicht mehr verloren. Diese Effekte zeigen sich auf der Waage: Ein paar Kilo mehr kommen schnell zusammen. Diese Kilos wären allerdings ohne die krankhaft hohen Zuckerwerte im Vorfeld der Insulintherapie gar nicht geschwunden.

Wenn bei Ihnen eine Insulintherapie ansteht, gibt es außerdem ein paar Tricks, um möglichst wenig zuzunehmen:

- Fragen Sie Ihren Arzt nach einer Insulin-sparenden Therapie. Dafür kann sich die Kombination mit Metformin eignen oder die Kombination mit einem GLP-1-Agonisten. Ein entsprechendes Präparat aus Insulin und GLP-1-Agonisten gibt es sogar in einer Spritze kombiniert.
- Essen Sie eine Zeitlang vermehrt mit dem Fokus auf die Kalorien.

- Nehmen Sie die Insulintherapie nicht zum Anlass, es sich jetzt erst recht richtig schmecken zu lassen. Insulin kann dazu verführen, wenn man eine flexible Insulintherapie bekommt, also so viel Insulin spritzt, wie man für die Menge Kohlenhydrate braucht, die man gerne essen möchte.
- Essen Sie bei Unterzuckerungen genug schnelle Kohlenhydrate (Seite 55 oben), aber lassen Sie sich trotz bei Unterzucker auftretenden Heißhungers nicht zu Fressattacken verleiten.

Mit der Befürchtung, eine Insulintherapie zeige an, der Diabetes hätte sich verschlechtert, liegen Diabetiker nicht falsch. Ihre Bauchspeicheldrüse hat sich nach vielen Diabetesjahren erschöpft und kann nur noch wenig Insulin produzieren. An dieser Stelle muss der Arzt ersetzen, was fehlt.

Aber nicht immer liegt der Grund für eine Insulintherapie in einer erschöpften Bauchspeicheldrüse. Insulin kommt bei Typ-2-Diabetikern zum Beispiel auch dann zum Einsatz, wenn:

- ein Diabetiker sehr hohe Blutzuckerwerte hat und der Stoffwechsel rasch gebessert werden muss,
- ein Infekt die Zuckerwerte hochtreibt.

In diesen Fällen besteht die Chance, später wieder von Insulin auf Tabletten zu wechseln.

*Auch während langer Liegezeiten* ***verschlechtert sich der Diabetes. Insulin kann dann nötig werden, bis man sich wieder wie gewohnt bewegen kann.***

Wie die oralen Antidiabetika ist auch Insulin nicht frei von Nebenwirkungen. Die Bedeutsamste liegt im Unterzuckerrisiko. Darüber sollten Diabetiker, die mit dem Spritzen beginnen, in jedem Fall aufgeklärt sein, die Symptome erkennen und wissen, was dagegen hilft.

## Die 2 häufigsten Spritzfehler

*Besonders zwei Fehler machen Diabetiker häufig, wenn sie Insulin spritzen. Trotz meiner jahrzehntelangen Erfahrung mit Insulin passiert das auch mir noch.*

- *Sie tauschen die Pen-Kanüle nicht regelmäßig aus.*

*Nach jedem Piksen gehört die Kanüle eigentlich gewechselt – aber viele belassen sie sogar für Monate im Einsatz. Es gibt mikroskopische Aufnahmen davon, was wir uns bereits mit einer nur einmal benutzten Kanüle beim zweiten Mal in den Bauch rammen: Die Spitze ist verbogen. Je häufiger eine Kanüle zum Einsatz kommt, umso dramatischer wird das für das Unterhautfettgewebe, in das sie zielt. Es entstehen Mikroverletzungen und Narben, die Infektionsgefahr steigt, das Unterhautfettgewebe verändert sich krankhaft.*

- *Sie wechseln die Spritzstelle nicht oft genug.*

*Ja, es ist wahr, man hat so seine Lieblingsstellen für das Insulinspritzen. Leider, denn mit den Jahren geht dort, wo man häufig hineinpikst, das Unterhautfettgewebe zu Grunde (Lipathrophie). Unschöne Dellen und Beulen zeigen sich auf dem Bauch oder an den Oberschenkeln.*

*Das Schlimme an den beiden Spritzfehlern: Insulin wirkt in den verletzten Arealen völlig unkalkulierbar. Mal viel zu schnell, dann deutlich verzögert. Eine gute Blutzuckereinstellung gelingt kaum mehr. Die Lösung: nach jedem Spritzen die Kanüle wechseln und sich vom Arzt zeigen lassen, mit welchem Spritzschema sich eine Lipathrophie vermeiden lässt.*

# Für jeden Fall das Richtige

Die heute verfügbaren Insuline unterscheiden sich in ihrer Wirkdauer, in der Geschwindigkeit bis zum Wirkungsbeginn und im Verlauf ihrer Wirkkurven.

## *Die schnell und kurz wirksamen*

Kurz wirksame Insuline decken den Bedarf an Insulin zu einer Mahlzeit ab (Bolusinsulin). Bei einem gesunden Menschen steigt der Insulinspiegel im Blut passgenau mit einer kohlenhydratreichen Mahlzeit an. Dabei geht die Insulinkonzentration rasch nach oben, und die Wirkung hält nur an, solange noch Glukose aus dem Essen in die Blutbahn aufgenommen wird. Diese physiologische Situation möglichst genau nachzuahmen, ist das Bestreben einer optimalen Therapie.

### *Humaninsulin/Normalinsulin*

Es gleicht chemisch körpereigenem Insulin, beginnt nach etwa 30 Minuten zu wirken, erreicht sein Wirkmaximum nach zwei Stunden und lässt nach vier bis sechs Stunden in seiner Wirkung nach. Je höher die Dosierung, umso länger hält die Wirkung an. Diabetiker brauchen wegen der langen Wirkdauer von vier bis sechs Stunden meist Zwischenmahlzeiten, um möglichst nicht zu unterzuckern.

### *Kurz wirksame Insulinanaloga*

Diese Insuline wurden chemisch so abgewandelt, dass ihre Wirkung bereits nach etwa zehn Minuten beginnt. Sie kommen dem Wirkverlauf körpereigenen Insulins näher als das Humaninsulin/Normalinsulin. Nach 60 bis 90 Minuten haben sie ihr Wirkungsmaximum erreicht, und die Wirkdauer beträgt etwa vier Stunden.

*Durch das frühere Wirkmaximum kurz wirksamer Insulinanaloga können schädliche Blutzuckeranstiege nach der Mahlzeit besser abgefangen werden.*

### Die Langsamen und lang wirksamen

Sie decken den Basalbedarf an Insulin (Basalrate). Auch wenn akut keine Kohlenhydrate gegessen wurden, bedarf es immer einer geringen Menge Insulin, um für die Blutzuckerbalance das Zusammenspiel aus Insulin und seinem Gegenspieler Glukagon zu gewährleisten. Diesen Grundbedarf an Insulin nennt man Basalrate. Er schwankt sowohl bei Gesunden als auch bei Diabetikern. Mit modernen Basalinsulinen wird versucht, die lange Wirkdauer nachzuahmen.

*Vor dem Spritzen müssen Verzögerungsinsuline 20mal hin und her bewegt sowie 20mal zwischen den Handflächen gerollt werden. Nur so wird eine Durchmischung der Insulinkomponenten erreicht, die die volle Wirksamkeit garantiert.*

#### *Basalinsulin/Verzögerungsinsulin/NPH-Insulin*

Humaninsulin wurde so verändert, dass es verzögert wirkt. Die Wirkung setzt nach zwei Stunden ein, nach vier bis sechs Stunden erreicht sie ein Maximum und endet nach acht bis zwölf Stunden. Das Wirkmaximum kann Unterzuckerungen mit sich bringen, vor allem auch nachts.

Bekanntester Vertreter: NPH-Insulin. Hinter dem Begriff „NPH" verbirgt sich der Name des Erfinders Hans Christian Hagedorn, kombiniert mit der chemischen Kopplung des Insulins an Protamin: Neutral Protamin-Hagedorn-Insulin.

#### *Lang wirksame Insulinanaloga*

Diese abgewandelten Insuline zeigen einen gleichmäßigeren Wirkspiegel im Vergleich mit einem Verzögerungsinsulin und wirken über 22 bis hin zu 42 Stunden. Damit kommen sie der natürlichen Basalrate des Menschen näher als Verzögerungsinsuline. Weil es sich bei allen um eine klare Lösung handelt, bedarf es keiner Durchmischung vor dem Spritzen.

*Mischinsuline*

Sie bestehen aus einer fixen Kombination eines schnell wirksamen mit einem langsam und lang wirkenden Insulin. Es gibt verschiedene Mischungsverhältnisse. Mischinsuline haben ihre Berechtigung bei Menschen mit Typ-2-Diabetes, die einen festen Tagesablauf mit immer gleichen Mahlzeitenmengen haben.

## Pen oder Pumpe

Insulin kann mit Spritzen, mit Hilfe eines sogenannten Pens oder mit einer Pumpe verabreicht werden. Bei einem Pen handelt es

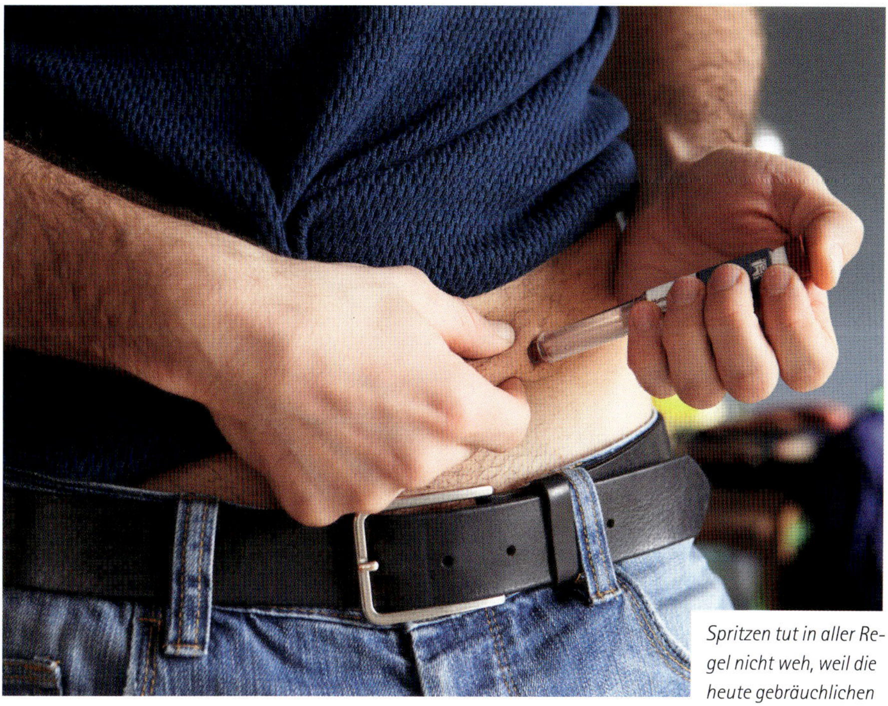

*Spritzen tut in aller Regel nicht weh, weil die heute gebräuchlichen Kanülen sehr fein sind.*

*Habe ich schon gespritzt oder noch nicht? Wer sich diese Frage häufiger stellt, dem hilft ein Pen mit Gedächtnisfunktion. Er merkt sich, wann und in welcher Menge das letzte Mal Insulin gespritzt wurde. Solche Pens gibt es mittlerweile von verschiedenen Herstellern.*

sich um eine Art Kugelschreiber, nur mit einer Insulin- statt einer Tintenpatrone und mit einer Nadel vorne.

Im Gegensatz zum Pen trägt man die Pumpe immer am Körper. Das Insulin gelangt über einen dünnen Schlauch und eine im Bauch gesetzte Kanüle in den Körper oder schlauchlos. Dann wird das Insulinreservoir direkt auf der Haut befestigt.

Der entscheidende Vorteil gegenüber der Therapie mit Spritze oder Pen liegt darin, dass das Basalinsulin kontinuierlich in kleinsten Mengen abgegeben wird und die Rate jederzeit verändert werden kann. Damit gelingt die beste Imitation der natürlichen Verhältnisse beim gesunden Menschen.

Viele Typ-1-Diabetiker bevorzugen eine Insulinpumpe, bei Kindern mit Typ-1-Diabetes gehört sie zum Standard. Eine neue Studie ergab, dass Typ-1-Diabetiker, die eine Pumpe tragen, eine längere Lebenserwartung haben als diejenigen, die sich das Insulin mit einem Pen verabreichen. Mit Insulin nicht gut eingestellte Typ-2-Diabetiker bekommen ihre Stoffwechsellage besser mit einer Insulinpumpe als mit einem Pen in den Griff. Der Langzeitwert $HbA_{1c}$ besserte sich bei den Studienteilnehmern mit Pumpe deutlich, und auch die Zahl der Unterzuckerungen sank.

## Insulin zum Inhalieren

Für Diabetiker, die große Angst vor dem Spritzen haben, könnte ein Insulin zum Inhalieren alternativ zum Einsatz kommen. Die amerikanische Arzneimittelbehörde FDA hat das Mittel bereits zugelassen, seit Anfang 2015 ist es dort in Apotheken erhältlich. Allerdings braucht man bei dieser Art der Anwendung eine höhere Insulindosis für denselben Effekt wie er sich durch eine Injektion erreichen lässt. Außerdem eignet sich das Spray nicht für Raucher und Menschen mit chronischen Lungenerkrankungen. Die Akzeptanz des Insulinsprays bei Diabetikern bleibt abzuwarten.

### Warum nicht schlucken?

Gelangt Insulin in den Magen, wird es von der Magensäure sofort zersetzt. Wissenschaftler versuchen sich trotzdem an der Entwicklung einer Insulinpille, die erst im Dünndarm ihren Inhalt freisetzt. Bis wir Diabetiker davon profitieren können, wird allerdings noch etwas Zeit ins Land gehen.

### Aussichten für die nahe Zukunft

Insuline sollen möglichst ähnlich dem körpereigenen Insulin wirken. Also: zu den Mahlzeiten sehr schnell und kurz, basal ohne großes Auf und Ab. Das versuchen Wissenschaftler zu optimieren. Am klügsten wäre ein Insulin, das erst den Blutzucker senkt, wenn er im Begriff ist anzusteigen. Prototypen heißen „Smart-Insuline". Sie liegen im Gewebe zunächst an Eiweiß gebunden vor. Steigt der Blutzucker, verdrängt Glukose das Smart-Insulin aus seiner Eiweiß-Bindung und setzt es auf diese Art frei, so dass es wirken kann.

## Spezielle Situationen und Notfälle

Mit Diabetes ist es trotz moderner Medikamente wie mit dem Rest des Lebens. Kaum läuft alles gut, und man denkt sich, so könnte es bleiben, kommt wieder eine neue Herausforderung, die den Lebenstakt durcheinander wirbelt. Meine Hauptherausforderung als Typ-1-Diabetikerin liegt in Unterzuckerungen. Was sich für Sie als Herausforderung zeigt, stellen Sie im Laufe der Zeit fest. Hauptsache, Sie können solche Hürden rechtzeitig erkennen, einordnen und dann zu Ihrem Besten handeln.

## Herausforderung Unterzucker (Hypoglykämie)

Der häufigste akute Notfall im Zusammenhang mit Diabetes ist die Unterzuckerung, Ärzte sprechen auch von einer Hypoglykämie. Dabei fällt der Blutzucker unter 70 mg/dl (3,9 mmol/l) ab. Typ-2-Diabetiker, die Insulin spritzen oder Sulfonylharnstoffe/Glinide einnehmen, müssen grundsätzlich damit rechnen, zu unterzuckern. Dabei gerät der Körper in Alarmbereitschaft. Denn zu wenig Glukose im Blut bedeutet Gefahr für alle lebenswichtigen Abläufe, vor allem für die Arbeit des Gehirns. Deshalb setzt der Organismus bei Unterzucker Stresshormone frei, die dann die typischen Symptome zu niedrigen Blutzuckers auslösen, wie:

- Zittern
- Schwitzen
- Herzklopfen
- Heißhunger auf Süßes
- Unkonzentriertheit/Gereiztheit/veränderte Stimmung
- Gangunsicherheit
- Sehstörungen

Damit warnt das Gehirn: Iss etwas! Sofort! Es ist aber nicht egal, was ein Diabetiker in dieser Notsituation isst. Es müssen Kohlenhydrate sein, und zwar solche, die sehr schnell in die Blutbahn übergehen.

*Dazu gehören:*

- Traubenzucker als Gel oder Täfelchen
- Softdrinks auf Zucker- und nicht auf Süßstoffbasis
- Malzbier
- Gummibärchen

**Folgende Zuckerquellen eignen sich nicht bei Unterzucker, weil Zucker wegen des hohen Fett- und Eiweißgehalts viel zu langsam in die Blutbahn gelangt:**

- Schokolade
- Kuchen
- Süße Teilchen
- Pudding

## Schnelles Handeln ganz wichtig

Sinkt der Blutzucker immer weiter ab, dann versagt irgendwann das Gehirn seinen Dienst. Es kann ohne Glukose nicht arbeiten. Die Folge ist ein Unterzucker- oder Hyposchock, also eine Bewusstlosigkeit. Das birgt Unfall- und Verletzungsgefahr, je nach dem, wo und bei welcher Arbeit man sich gerade befindet. Zudem belastet eine Unterzuckerung immer auch das Herz. Wie man heute weiß, kann es durch die tiefen Werte und die vielen Stresshormone gefährlich aus dem Takt geraten, besonders, wenn es bereits vorgeschädigt ist. Schwere Unterzuckerungen werden mittlerweile auch mit einem erhöhten Demenzrisiko in Verbindung gebracht.

*Glukosegele aus der Apotheke sind bei Unterzucker schnell einsatzbereit. Traubenzucker aus der Hülle pulen oder eine Tüte Gummibärchen öffnen, kann hingegen wertvolle Zeit kosten.*

Zwar schaltet der Organismus eigene Mechanismen ein, um gegen Unterzucker anzukämpfen. Er setzt nämlich mit Hilfe des Insulin-Gegenspielers Glukagon Glukose aus der Leber frei. Doch dieser Vorgang dauert etwas und funktioniert auch nicht bei jedem Diabetiker einwandfrei. Deshalb darf man sich darauf nicht verlassen.

## Wahrnehmung beeinträchtigt

*Diabetiker können eine spezielle Schulung machen, wenn sie Unterzuckerungen nicht mehr richtig wahrnehmen.*

Manchmal nehmen die Symptome einer Unterzuckerung im Laufe der Diabeteserkrankung ab. Irgendwann ahnt man den tiefen Zucker mehr, als dass man ihn wirklich wahrnimmt, und es gibt Diabetiker, die ihn überhaupt nicht mehr merken und der Hyposchockgefahr dann ohne körperliche Warnung ausgesetzt sind. In diesen Fällen sprechen Ärzte von einer Hypo-Wahrnehmungsstörung. Sie muss von einem Diabetologen behandelt werden.

## Subtile Symptome

Die folgenden Symptome sollten Diabetiker, die eine Unterzuckerung nicht mehr deutlich wahrnehmen können, an eine solche denken lassen:

- Starke Müdigkeit, die grundlos einsetzt
- Grundlos veränderte Stimmung (euphorisch oder traurig)
- Kraftlosigkeit
- Schwindel
- Konzentrationsprobleme
- Fahrigkeit
- Manchmal auch nur das Gefühl, etwas stimmt gerade nicht

Die Liste lässt sich individuell ergänzen, denn Unterzucker-Symptome können sich bei einer schlechten Wahrnehmung ganz unterschiedlich äußern.

*Die Gefahr für Unterzuckerungen steigt durch den Genuss von Alkohol, durch Sport, wenn man zu viele Tabletten nimmt oder zu viel Insulin spritzt, wenn man zu wenig Kohlenhydrate isst oder eine Mahlzeit gar vergisst.*

**Tipp**

*Aufgepasst mit Alkohol*

Alkohol kann den Blutzucker unvorhersehbar sehr stark absenken. Um das Risiko so klein wie möglich zu halten, hat sich die 2-Gläser-Regel bewährt: Männer sollten nicht mehr als 2 Gläser (0,2 Liter) Bier oder 2 Gläser (0,1 Liter) Wein oder 2 Gläser (2 Zentiliter) Schnaps trinken. Frauen sollten wegen ihrer empfindlicheren Leber besser nur die Hälfte trinken.

Ihren Angehörigen, Freunden und Kollegen können Sie die folgende Liste zeigen, damit sie wissen, was im Falle einer schweren Unterzuckerung zu tun ist.

## Bei einem Hyposchock gilt für Helfer

- Den Notarzt rufen (112)
- Den Diabetiker in die stabile Seitenlage bringen
- Nichts zu trinken einflößen, keinen Traubenzucker in die Backentasche oder unter die Zunge legen
- Glukagon mit Hilfe des vom Diabetiker eventuell mitgeführten Glukagon-Notfallsets spritzen
- Erwacht der Diabetiker, Glukosegel oder Süßes zu trinken geben
- Blutzuckerkontrolle, dann abhängig vom Ergebnis weitere schnelle, bei angestiegenem Blutzucker noch ein bis zwei Broteinheiten langsam ins Blut übergehende Kohlenhydrate reichen.

## Herausforderung Überzucker (Hyperglykämie)

Hohe Blutzuckerwerte treten besonders im Rahmen von Infekten auf, wie bei einer Erkältung. Daneben führen natürlich auch „Ess-Sünden" und die vergessene Medikamenten-Einnahme zu hohen Werten.

Infekte setzen den Organismus unter Stress. Er schüttet vermehrt Stresshormone aus, wie Adrenalin und Kortison. Sie wirken Insulin entgegen. Der Blutzuckerspiegel steigt. Für Diabetiker heißt es im Infekt deshalb: öfter als sonst den Blutzucker messen. Manchmal brauchen eigentlich mit Tabletten behandelte Diabetiker auch vorübergehend Insulin.

Heimtückisch sind besonders Magen-Darm-Infekte: Der Infekt an sich treibt den Zucker hoch. Erbrechen und/oder Durchfall können ihn aber senken, so dass auch die Gefahr besteht, zu unterzuckern. Wenden Sie sich in diesem Fall an Ihren Arzt.

## Herausforderung Koma

*Müdigkeit, **Benommenheit, Bauchschmerzen, Unwohlsein, starker Durst, häufiges Wasserlassen können auf ein drohendes Koma hinweisen; dann unbedingt den Blutzucker messen und einen Arzt verständigen.***

Bei älteren Typ-2-Diabetikern, deren Bauchspeicheldrüse noch etwas Insulin produziert, entwickelt sich bei sehr hohen Werten womöglich ein sogenanntes hyperosmolares Koma. Ein hoher Blutzucker wegen unzureichender Therapie oder als Folge eines Infekts wird in diesen Fällen noch durch eine vermehrte Glukoseproduktion in der Leber gesteigert, oft bis auf über 1000 mg/dl (55,5 mmol/l). Dadurch gelangt massiv Zucker über die Nieren in den Urin. Weil Zucker Wasser bindet, steigt die Harnmenge stark an, dem Körper geht viel Flüssigkeit verloren, er trocknet aus. Das kann in ein Koma führen. Betroffene müssen in einer Klinik mit Infusionen aus Wasser und Elektrolyten behandelt werden.

## Tipp

### *Für den Fall der Fälle – was mit in die Klinik muss*

Damit bei einem Krankenhausaufenthalt der Diabetes gut eingestellt bleibt, gehört Folgendes ins Gepäck:

- ausreichend Tabletten/ Insulin sowie Zubehör (Blutzuckermessstreifen, Gerät, Ersatzbatterien),
- vom Hausarzt ausgestellter Medikationsplan für alle Medikamente sowie vom Diabetologen speziell den Plan, der angibt, mit welchen Mitteln der Diabetes behandelt wird,
- der Gesundheitspass Diabetes,
- eine Auflistung der Erkrankungen, an denen man außer dem Diabetes noch leidet oder litt,
- die Anschrift des behandelnden Arztes,
- schnell wirksame Kohlenhydrate gegen Unterzuckerungen.

Die zuständigen Mitarbeiter des Krankenhauses können sich mittels Medikamentenplan, Diabetespass und Liste der Vorerkrankungen schneller ein vollständiges Bild von Ihrem Diabetes machen. Scheuen Sie sich nicht, im Zweifel nachzufragen, und bemühen Sie sich möglichst, den Überblick über Ihren Diabetes auch im Krankenhaus zu bewahren.

# Der vierte Punkt – So sind Sie gut versichert

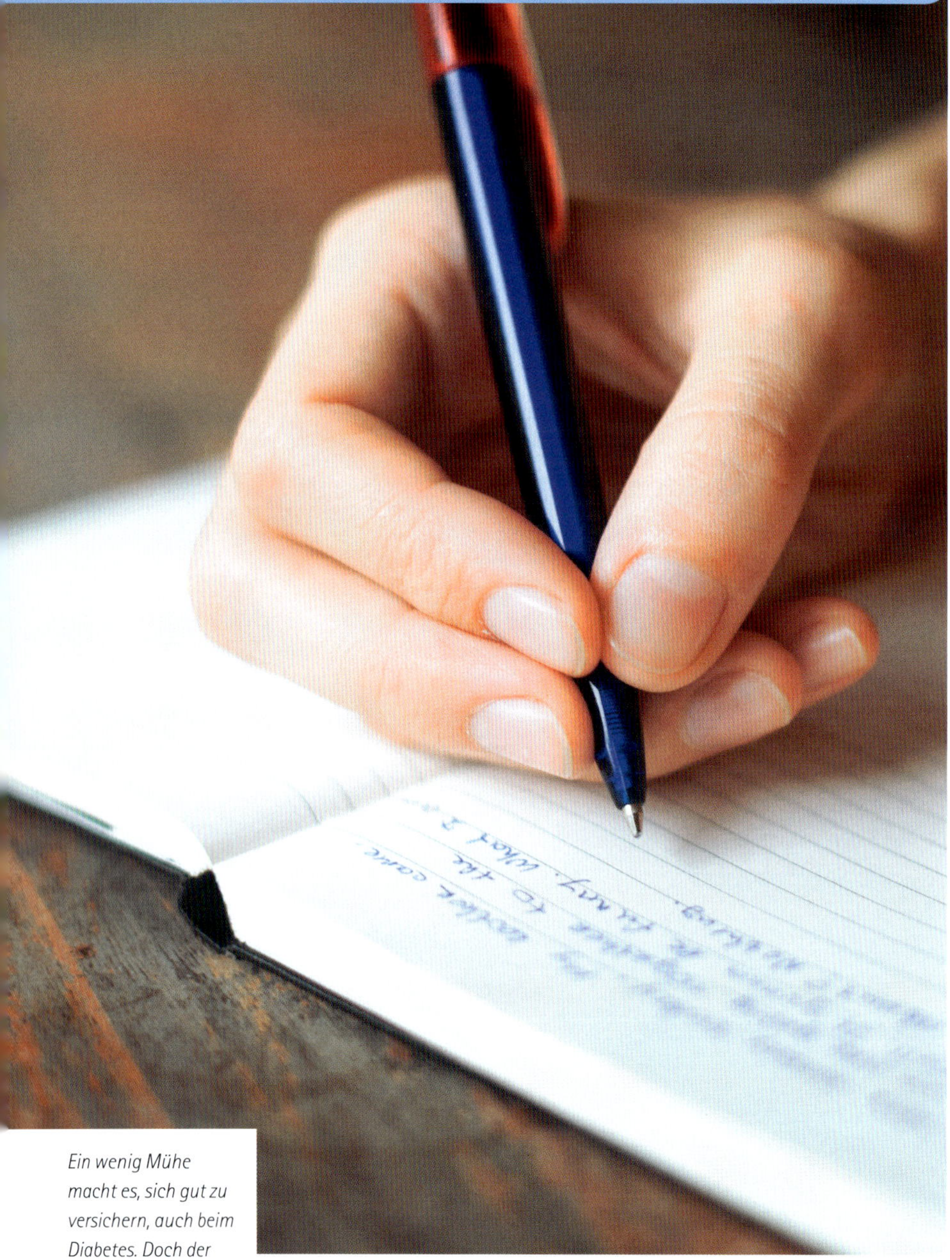

*Ein wenig Mühe macht es, sich gut zu versichern, auch beim Diabetes. Doch der Einsatz lohnt sich.*

Wenn Sie nun Klarheit über Ihre Arzneimittel-Therapie haben, können Sie im nächsten Schritt Ihre Versicherungen entrümpeln und ergänzen. Was Versicherungen mit dem Diabetes zu tun haben, lesen Sie hier.

Wahrscheinlich fallen Ihnen einige Versicherungen ein, die schon seit Jahren nicht wenig Geld kosten, obwohl Sie sie nur selten in Anspruch nehmen oder noch nie gebraucht haben. Wenn Sie Ihre Versicherungen durchsehen, die sinnlosen entrümpeln und sinnvolle ergänzen wollen, gehört zu den sinnvollen auf jeden Fall Ihre Versicherung für mehr Sicherheit im Umgang mit dem Diabetes. Diese Versicherung heißt Blutzucker-Selbsttest. Hier sollten Sie investieren.

## Mehr Sicherheit per Piks

Warum handelt es sich beim Blutzucker-Selbsttest für viele Diabetiker um eine persönliche Versicherung? Das Messen des Blutzuckers zeigt Ihnen in jeder Situation an, wie es um Ihre Stoffwechsellage bestellt ist. Interpretieren Sie das Messergebnis richtig und reagieren entsprechend darauf - das lehren Schulung und Erfahrung -, dann gibt Ihnen das im Umgang mit der Krankheit Sicherheit. Wie eine Versicherung.

Wie andere Versicherungen, kostet auch diejenige für Blutzucker-Selbsttests die meisten Diabetiker Geld, weil nicht alle Diabetiker Blutzuckerteststreifen zu Lasten der Krankenkasse verordnet bekommen. Mir geht es in dieser Hinsicht recht gut. Als Typ-1-Diabetikerin und damit automatisch insulinpflichtig, stehen mir jedes Quartal einige Hundert Teststreifen zu.

Bei Typ-2-Diabetikern hat die Politik entgegen der Meinung von Expertenverbänden wie der Deutschen Diabetes Gesellschaft anders entschieden:

Typ-2-Diabetikern, die Tabletten gegen den hohen Blutzucker einnehmen, steht nur in Ausnahmefällen die Verordnung von Blutzucker-Teststreifen zu. Ein instabiler Stoffwechsel rechtfertigt die Verschreibung von 50 Stück, zum Beispiel bei fiebrigen Infekten, bei Therapieumstellung, im Rahmen einer Operation oder bei der Einnahme von Kortison. Pro Quartal kann es theoretisch mehrere solcher Behandlungssituationen geben, die die Selbstmessung des Blutzuckers erfordern. Nur bei einer Insulintherapie dürfen regelmäßig Blutzuckerteststreifen verordnet werden. Die Anzahl kann von Therapie zu Therapie variieren und wird vom Arzt festgelegt.

Das heißt: Die meisten Typ-2-Diabetiker müssen wie bei ihrer Kfz-, Rechtsschutz- oder Haftpflichtversicherung für Sicherheit durch Blutzucker-Selbsttests selbst zahlen. Aber der Einsatz lohnt. Denn wer weiß, wie der eigene Blutzucker in welcher Situation oder durch welches Essen reagiert, wird zum Spezialisten der eigenen Krankheit, kann besser damit umgehen und erreicht damit ein besseres Leben mit dem Diabetes.

## Wie man richtig misst

- Waschen Sie Ihre Hände mit Wasser und Seife.
- Schütteln Sie den Arm oder die Hand vor dem Piksen eventuell kurz, um die Durchblutung in den Fingern zu verbessern.
- Piksen Sie nicht in die Fingerkuppen, sondern seitlich davon, hier tut es weniger weh.
- Daumen und Zeigefinger eignen sich nicht als „Piksfinger", weil sie im Alltag häufig gebraucht werden.
- Pressen Sie den Blutstropfen nicht heraus, das verfälscht das Ergebnis. Kommt nicht genug, lieber nochmal neu in einen anderen Finger stechen.

- Halten Sie das Gerät gerade, um den Blutstropfen abhängig vom Gerät entweder ansaugen oder auf das Messfeld tropfen zu lassen.
- Lesen Sie den Wert ab, ziehen Sie den gebrauchten Teststreifen heraus und entsorgen Sie ihn.
- Bewahren Sie Teststreifen nur in fest verschlossener Originalverpackung auf.
- Setzen Sie die Teststreifen keiner Hitze aus und tragen Sie sie bei Kälte körpernah.

## Das macht Testen wertvoll

Wenn Sie Ihren Blutzucker selbst messen können, lernen Sie direkt, welche Auswirkung ihr Ess- und Bewegungsverhalten, ein Infekt oder Stress auf Ihren Blutzucker haben. Darüber hinaus zeigt die Blutzuckermessung eindeutig an, ob sich hinter Unterzuckersymptomen tatsächlich eine Unterzuckerung verbirgt und wie stabil die Stoffwechsellage ist. Allerdings nutzt das Messen nur dann, wenn man die Werte dokumentiert. Denn ein Einzelwert sagt zwar etwas über die akute Situation aus. Trends, Langzeitverläufe, systematische Fehler, die Notwendigkeit einer Therapieumstellung – all das lässt sich jedoch nur aus der Dokumentation vieler Werte ablesen. Grundsätzlich gibt es zwei Möglichkeiten:

## Sie notieren die Werte von Hand in ein Blutzuckertagebuch

Apotheker und Ärzte haben solche Hefte parat. Diese Variante eignet sich für Menschen, die mit den modernen Medien nichts anfangen wollen oder können. Man muss allerdings große Sorgfalt walten lassen, damit sich nicht der Fehlerteufel einschleicht.

Trägt man Werte zum Beispiel nicht sofort ein, kann man sich später oft nicht mehr genau an Tageszeit, Begleitumstände und Wert erinnern.

## Sie dokumentieren die Werte elektronisch

*Die Dokumentation der Blutzuckerwerte brauchen Sie zum Beispiel auch, wenn Sie wegen des Diabetes einen Schwerbehinderten-Ausweis beantragen wollen.*

Zu diesem Zweck gibt es eine Vielzahl von Programmen, mit deren Hilfe die im Blutzuckergerät gespeicherten Daten ausgewertet werden. Mittels Grafiken und Diagrammen kann der Arzt Therapiefehlern auf die Spur kommen. Allerdings nur, wenn zusätzliche wichtige Angaben gemacht werden können, etwa, ob es sich bei der BE-Angabe um Naschereien oder Deftiges handelte und welcher Art der eingetragene Sport war.

# Messung (fast) ohne Piks

Der Traum vieler Diabetiker, ohne Piksen an ihre Blutzuckerwerte zu kommen, ist in der kontinuierlichen Glukosemessung (CGM) verwirklicht. Dabei setzt man sich einen kleinen Glukosesensor in die Haut von Oberarm oder Bauch. Er kann sieben Tage dort verbleiben. Dazu kommt ein Sender, der auf die Haut geklebt wird. Außerdem gehört noch ein Empfänger zur Ausstattung. Die Daten vom Messsystem zum Anzeigegerät werden per Funk übertragen. Der Sensor misst die Zuckerkonzentration in der Gewebsflüssigkeit des Unterhautfettgewebes. Ein CGM kann vor Unter- und Überzuckerungen warnen und gibt Blutzucker-Trends an. Wer ein solches Gerät einsetzt, kann seine Blutzuckereinstellung damit nicht selten deutlich verbessern, denn die kontinuierliche Ansicht der eigenen Werte gibt weitreichend Aufschluss auch über Therapiefehler.

Die Crux beim CGM liegt derzeit noch darin, dass die Krankenkassen die Kosten nicht in jedem Fall erstatten. Ein Antrag inklusive ausführlicher Begründung und Verordnung des Arztes sind notwendige Voraussetzung als Entscheidungsgrundlage der Krankenkassen. Nur private Krankenkassen zahlen ein CGM in aller Regel ohne Probleme.

Für ein anderes Gerät zur kontinuierlichen Messung bis zu 14 Tagen stand zur Drucklegung des Buches noch nicht endgültig fest, ob es von den gesetzlichen Krankenkassen regelhaft erstattet wird. Angebracht wird es ähnlich wie ein CGM. Um den aktuellen Wert abzufragen, führt man ein Lesegerät über den Sensor. Das Lesegerät übernimmt drahtlos die Blutzuckerwerte der letzten acht Stunden sowie den aktuellen Wert. Was es nicht kann: vor Über- und Unterzuckerungen warnen. Dafür liegen für Selbstzahler die Anschaffungs- und Tagestherapiekosten geringer als beim CGM.

## Möglichst keine Folgen

Es steht mir jedes Jahr von Neuem bevor, dennoch, ohne Untersuchungen auf mögliche Diabetes-Folgeschäden geht es bei keinem Diabetiker. Denn entdeckt der Arzt Folgeschäden im Anfangsstadium, besteht die Chance, deren Fortschreiten aufzuhalten oder gar zu stoppen.

Auch diese Untersuchungen gehören zu den speziellen Versicherungen für uns Diabetiker. Das Gute: Sie kosten nicht extra, die Krankenkassen zahlen sie.

Unter dem Diabetes leiden kleinste Blutgefäße (Mikroangiopathie), zum Beispiel in Augen, Nieren, Nerven und Herzmuskel, aber auch alle großen Arterien, etwa in Gehirn, Herz und Beinen (Makroangiopathie). Die Nerven werden zudem chronisch durch erhöhten Blutzucker geschädigt.

Das Tückische: Folgeschäden entwickeln sich langsam und über lange Zeit ohne Symptome. Das macht es so besonders wichtig, die Augen, Nieren und Nerven sowie das Herz-Kreislauf-System regelmäßig gründlich untersuchen zu lassen. Am besten vereinbaren Sie immer schon Anfang eines Jahres Termine bei folgenden Ärzten:

*Was sich am Augenhintergrund abspielt, kann der Augenarzt nur mit speziellen Instrumenten erkennen.*

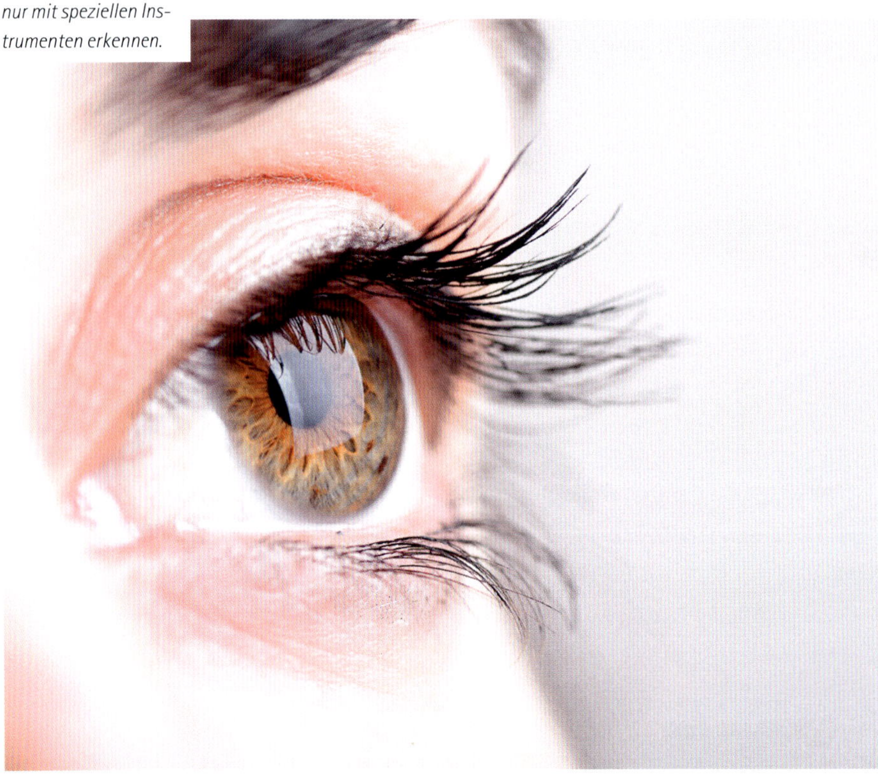

- beim Hausarzt oder Diabetologen für die Bestimmung von Blutdruck und Blutfettwerten,
- beim Augenarzt zur Untersuchung des Augenhintergrundes,
- beim Diabetologen alle drei Monate für den Langzeitblutzucker $HbA_{1c}$, jährlich für die Untersuchung der Füße sowie der Nieren.

## *Die Augen – diabetische Retinopathie*

Die Netzhaut (Retina) des Auges leidet unter dauerhaft hohen oder stark schwankenden Zuckerwerten. Sie schädigen Blutgefäße und Nerven. Dadurch wird die Netzhaut schlechter mit Sauerstoff versorgt. In der Folge dehnen sich bei der sogenannten nicht-fortschreitenden oder nicht-proliferativen Retinopathie Blutgefäßwände, können platzen und bluten dann in die Netzhaut. Aus den brüchigen Gefäßwänden treten zudem Fette, Eiweiß und Flüssigkeit aus. Es entstehen Ödeme und Ablagerungen.

Bei der fortschreitenden oder proliferativen Retinopathie wachsen neue Blutgefäße. Damit versucht der Organismus, die Sauerstoffversorgung wieder zu verbessern. Allerdings sind sie instabil und platzen leicht. Außerdem können sie in den Glaskörper wuchern und bluten. Das verschlechtert dann akut das Sehen. Die proliferative Retinopathie kann auch zu Netzhautablösungen führen.

*Großen Einfluss auf alle Blutgefäße haben neben hohem Blutzucker vor allem hohe Blutdruckwerte. Aber auch erhöhte Blutfette wirken nachteilig.*

Durch austretende Flüssigkeit kann in einem wichtigen Teil der Netzhaut, der sogenannten Makula als Ort des schärfsten Sehens, eine Schwellung auftreten. Das bezeichnen Mediziner als Makulaödem.

Diabetische Augenschäden entstehen meist schleichend und verursachen lange Zeit keine Probleme. Bei Einblutungen in den

Glaskörper sehen Betroffene eine Art „Rußregen" vor Augen. Ein Sehverlust kann auch plötzlich als Folge einer Netzhautablösung oder größerer Blutungen auftreten.

Während die nicht-proliferative Retinopathie nicht behandelt werden muss, gilt es bei der fortschreitenden Form der Erkrankung zügig zu therapieren, damit der Betroffene nicht erblindet.

## *Das prüft der Arzt*

Dabei hilft am besten die einmal im Jahr anstehende Kontrolle beim Augenarzt. Er begutachtet die Netzhaut mit Lupe und Spaltlampe. Damit er den Augenhintergrund vollständig sehen kann, stellt er die Pupillen mit Hilfe spezieller Augentropfen weit.

Zusätzlich bieten einige Augenärzte für Selbstzahler eine sogenannte optische Kohärenztomographie an. Dabei wird die Netzhaut im Untersuchungsbereich mittels Laser abgetastet, was ein scharfes Foto liefert, auf dem sich besonders gut der zentrale Bereich der Netzhaut mit Makula und Sehnerv beurteilen lässt.

Die Therapie der Netzhaut mit Laser, auch Laserkoagulation genannt, kommt sowohl bei einer fortschreitenden Retinopathie als auch beim diabetischen Makulaödem zum Einsatz. Gegen das Makulaödem können auch direkt Arzneistoffe in den Augapfel gespritzt werden.

*Klären Sie vor dem Termin beim Augenarzt ab, ob die Pupillen weitgetropft werden sollen. Wenn Ja, dürfen Sie nach der Untersuchung für einige Stunden kein Auto fahren.*

**Tipp**

Verschlechtert sich das Sehvermögen, warten Sie nicht bis zum nächsten Kontrolltermin, sondern gehen Sie gleich zum Augenarzt und schildern Sie das Problem als Notfall. Das ist wichtig, denn schlechteres Sehen kann bei Diabetikern akute Gefahr anzeigen.

### *Das hilft den Augen*

- Schauen Sie, dass ihr Blutzuckerlangzeitwert $HbA_{1c}$ im mit dem Arzt vereinbarten Zielbereich liegt.
- Das gilt auch für die Blutdruckwerte. Ideal sind sie, wenn sie unter 140/90mmHg liegen. Werte darüber schaden.
- Sprechen Sie mit dem Arzt, welche Medikamente Sie brauchen, wenn ihre Blutfettwerte zu hoch liegen.
- Rauchen Sie nicht.
- Nehmen Sie die Kontrolltermine wahr.

## *Die Nieren – diabetische Nephropathie*

*Stellt der Arzt eine Nephropathie fest, wird er einen Herz-Kreislauf-Check anordnen. Denn oft ist dieses System mit betroffen.*

Immer noch viele Diabetiker entwickeln eine diabetische Nephropathie. Die Schädigung kleinster Blutgefäße in den Nieren drosselt deren Klärleistung. Sie können Ihrer Ausscheidungs- und Entgiftungsaufgabe nicht mehr ausreichend nachkommen. Eine Nephropathie wirkt sich auch auf die Herz-Kreislauf-Gesundheit aus: Schon ein beginnender Nierenschaden steigert drastisch das Risiko für Herz-Kreislauf-Ereignisse.

Als ersten Marker für eine Funktionseinbuße der Nieren findet man den kleinsten Eiweißstoff des menschlichen Organismus im Urin, das Albumin. Fachleute sprechen von einer Albuminurie. Sie kann in verschiedenen Schweregraden vorliegen. Zum Albumintest gehören für ein zuverlässiges Ergebnis immer auch der sogenannte Kreatininwert und die glomeruläre Filtrationsrate (GFR). Aus den beiden zuerst genannten ergibt sich der Albumin/Kreatinin-Quotient. Eine diabetische Nephropathie liegt mit großer Wahrscheinlichkeit vor, wenn eine anhaltende Albuminurie besteht. Das heißt, wenn der Albumin/Kreatinin-Quotient im Spontanurin bei Männern mehr als 20 Milligramm pro Gramm beträgt und bei Frauen mehr als 30 Milligramm pro Gramm, jeweils in zwei Proben in einem Abstand von zwei bis vier Wochen gemessen.

Sport, Infekte oder akut hohe Blutzuckerwerte können die Albuminausscheidung unabhängig vom Diabetes kurzfristig steigern. Verschieben Sie die Untersuchung in diesen Fällen auf einen späteren Zeitpunkt.

### *Das Richtige weglassen*

Über die Ernährung lässt sich der Verlauf einer Nephropathie mit beeinflussen. Hierzu einige aktuelle Erkenntnisse darüber, was den Nieren nutzt und was ihnen schadet.

- Phosphate sind Gift für die Nieren bei Nephropathie. Sie stecken zum Beispiel in Schmelzkäse, bearbeitetem Fleisch wie Schinken und Wurst, in Eigelb, Hülsenfrüchten, Nüssen, Pilzen, Fischkonserven, Kakao, Schokolade, Backwaren, Colagetränken und Fertiggerichten. Diabetiker sollten sich gezielt dazu beraten lassen, etwa von einer von Arzt oder Apotheker empfohlenen Ernährungsberaterin. Reicht eine Phosphatsenkung über eine gezielte Ernährung nicht aus, können sogenannte Phosphatbinder eingenommen werden.
- Der Kochsalzverbrauch liegt hier zu Lande zu hoch. Wer eine Nephropathie hat, sollte besonders darauf achten, daran zu sparen und täglich mit der Nahrung nicht mehr als fünf Gramm zu sich nehmen.
- Viel Harnsäure kann die Nieren ebenfalls schädigen beziehungsweise den Verlauf einer Nephropathie negativ beeinflussen. Purinreiche Lebensmittel sollte man deshalb meiden. Dazu gehören laut Deutscher Gesellschaft für Ernährung (DGE): Innereien, Krustentiere, Ölsardinen, Sardellen sowie Heringe. Auch in Hülsenfrüchten, Kohl und Spinat stecken reichlich Purine. Milch und Milchprodukte dagegen enthalten so gut wie keine Purine.

### *Das schützt die Nieren*

- Schauen Sie, dass ihr Blutzuckerlangzeitwert $HbA_{1c}$ im mit dem Arzt vereinbarten Zielbereich liegt.
- Das gilt auch für die Blutdruckwerte. Ideal sind sie, wenn sie unter 140/90mmHg liegen.
- Sagen Sie sich vom Nikotingenuss los.
- Eine Blutarmut (Anämie) muss behandelt werden. Normwerte des Hämoglobins (Hb) liegen für Männer zwischen 13,5 und 17,5 g/dl, für Frauen zwischen 12 bis 16 g/dl.
- Nehmen Sie Schmerzmittel aus der Gruppe der sogenannten **N**icht **S**teroidalen **A**nti**R**heumatika (**NSAR**) nicht ohne Rücksprache mit dem Arzt ein, denn sie setzen die Nierendurchblutung herab. Das schadet den Nieren zusätzlich.
- Nehmen Sie bei Harnwegsinfektionen vom Arzt verordnete Antibiotika ein. Das ist heute nicht selbstverständlich, weil Blasenentzündungen entsprechend moderner ärztlicher Leitlinien nur in Ausnahmefällen mit einem Antibiotikum behandelt werden.
- Nehmen Sie zum Schutz der Nieren sogenannte ACE-Hemmer oder AT-1-Antagonisten ein, soweit vom Arzt angeordnet. Diese Mittel kommen eigentlich gegen Bluthochdruck zum Einsatz. Sie können jedoch zusätzlich eine diabetische Nierenschädigung hinauszögern.
- Lassen Sie Ihre derzeit eingenommenen Medikamente durch den Arzt prüfen. Manche davon dürfen bei Nephropathie nicht weiter eingesetzt werden.

## *Die Nerven – diabetische Neuropathie*

Durch Diabetes können auch Nerven in vielfältiger Weise geschädigt werden. So beeinträchtigt der hohe Blutzuckerspiegel einerseits die Durchblutung, andererseits kann er den Nerven direkt schaden. Das Fachwort dafür heißt Neuropathie. Meist spricht man von einer Polyneuropathie, weil in der Regel viele

*Sowohl eine Nephropathie als auch eine Retinopathie zeigen ein erhöhtes Risiko für Herz und Kreislauf an.*

Nerven betroffen sind. Je nachdem, in welchem Teil des Nervensystems Symptome auftreten, unterscheiden Mediziner eine periphere diabetische Neuropathie (PNP) von einer autonomen diabetischen Neuropathie (ANP).

## PNP – Empfinden und Bewegung leiden

Die periphere diabetische Polyneuropathie tritt bei etwa 30 Prozent aller Diabetiker auf. Sie betrifft die Empfindungs- und Bewegungsnerven. Das zeigt sich vor allem an Füßen, Unterschenkeln und selten auch an den Händen.

Als typische Symptome einer peripheren diabetischen Neuropathie nennt die „Patienten Leitlinie zur Nationalen Versorgungs-Leitlinie Neuropathie bei Diabetes im Erwachsenenalter" in der Version 1.0 vom 6. Mai 2014:

- unangenehmes Kribbeln (Gefühl des Ameisenlaufens), schmerzhaftes Brennen oder Pelzigkeitsgefühl an den Füßen;
- Taubheitsgefühl oder Missempfindungen an den Füßen, zum Beispiel das Gefühl, kalte Füße zu haben, obwohl diese objektiv betrachtet warm sind;
- Schmerzen, die typischerweise in Ruhe oder in der Nacht zunehmen;
- schlechte Wahrnehmung von Temperaturunterschieden;
- herabgesetztes oder fehlendes Schmerzempfinden, zum Beispiel schmerzen Wunden oder Verbrennungen kaum;
- eventuell Muskelschwäche in den Beinen;
- Unsicherheiten beim Gehen („Gehen wie auf Watte").

*Die Nervenschäden entwickeln sich so langsam, dass viele Menschen über Jahre hinweg gar keine Symptome bemerken.*

Unabhängig von vorhandenen Symptomen sollten Diabetiker daher einmal im Jahr eine Untersuchung auf eine Neuropathie beim Diabetologen durchführen lassen. Er prüft, ob die Füße Berührung und Druck wahrnehmen, Wärme und Kälte unterscheiden können, wie lange sie der Vibration einer Stimmgabel nachspüren und ob Achillessehnen- und Kniesehnenreflex reagieren. Diese Untersuchungen zeigen grob an, ob eine PNP vorliegen könnte. Ist dem Arzt keine sichere Diagnose möglich, verweist er an einen Neurologen, der weiterführende Möglichkeiten hat, eine Neuropathie festzustellen.

Eine PNP im Anfangsstadium kann sich unter Umständen noch zurückbilden, wenn der Blutzucker optimal eingestellt ist. Daten dazu gibt es jedoch vorwiegend nur für Typ-1-Diabetiker. Bei Typ-2-Diabetikern können verbesserte Blutzuckerwerte dazu beitragen, das Fortschreiten der Erkrankung zu verlangsamen.

*Wer seine Füße täglich inspiziert, bemerkt Wunden oder andere Veränderungen oft frühzeitig.*

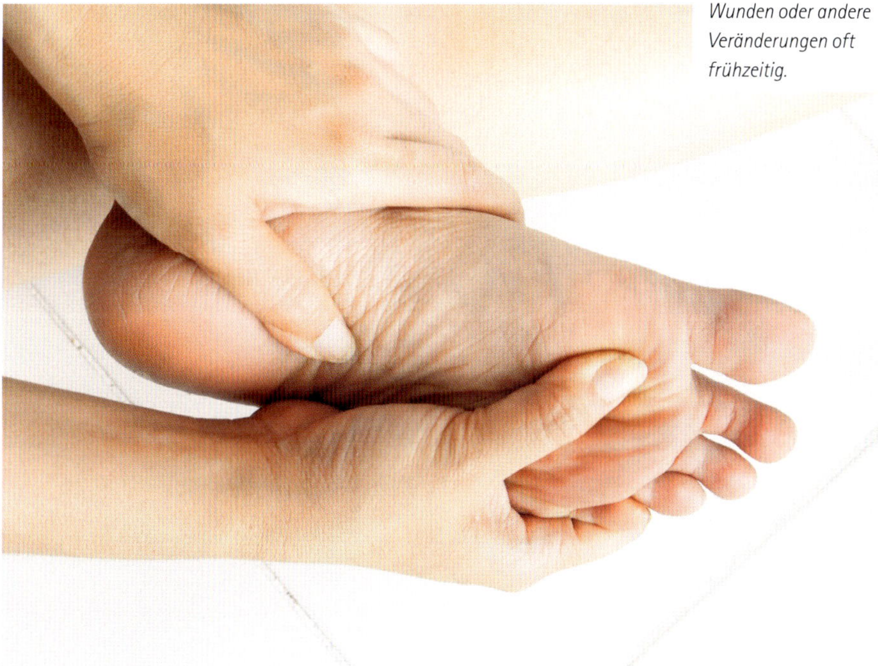

### *Medikamente gegen den Schmerz*

Bei leichteren durch die PNP verursachten Schmerzen kommen laut Leitlinien der DDG die Wirkstoffe Paracetamol und Metamizol zum Einsatz. Für andere, in der Apotheke ohne Rezept erhältliche Schmerzmittel liegt derzeit keine Empfehlung der Experten vor. Opioide hingegen dürfen bei starken Schmerzen verordnet werden. Daneben helfen Mittel, die eigentlich gegen Depressionen, und solche, die normalerweise gegen Epilepsie eingesetzt werden. Mittel gegen Depressionen beeinflussen die Stimmung und die Schmerzwahrnehmung. Substanzen, die das Zentrale Nervensystem dämpfen, wie das Mittel gegen Epilepsie tun, mildern die Schmerzwahrnehmung.

*In manchen Fällen, etwa bei einem die Hand betreffenden Karpaltunnelsyndrom, das bei Diabetikern leichter entsteht als bei gesunden Menschen, muss der eingeengte Nerv operativ von einem Handchirurgen vom Druck entlastet werden.*

**Tipp**

Für alternative Therapien wie Akupunktur, Elektrotherapie und auch Psycho- und Verhaltenstherapie empfiehlt es sich, vorab den Arzt zu fragen, wie die Chancen auf eine Kostenübernahme durch die Krankenkasse stehen. Die genannten Maßnahmen eignen sich zusätzlich zu einer Behandlung mit Medikamenten.

## Das hilft den Nerven

- Rauchen Sie nicht.
- Schränken Sie Ihren Alkoholgenuss ein.
- Der Blutzucker sollte entsprechend der Zielvereinbarung mit Ihrem Diabetologen gut eingestellt sein.

## Die autonome Neuropathie (ANP) – Blick nach innen

Bei dieser zweiten Form der Neuropathie trifft es die Nerven, die die inneren Organe versorgen. Die Folge: An jedem Organsystem können Probleme auftreten. Außer am Herzen zeigen sich häufig auch an Magen und Darm sowie an den ableitenden Harnwegen und den Geschlechtsorganen Symptome. Aber auch die Atmungsorgane, Schweißdrüsen, das Hormonsystem und die Blutgefäße können beeinträchtigt sein. Deshalb denkt ein Arzt immer auch an eine autonome diabetische Neuropathie, wenn ein Diabetiker mit Beschwerden in die Praxis kommt, deren Ursachen sich sonst nicht erklären lassen. Neben einer guten Blutzucker-Einstellung kommt bei Problemen eine Therapie in Frage, die sich an den Symptomen orientiert. Auf jedes einzelne Organsystem einzugehen, würde den Rahmen dieses Ratgebers sprengen. Deshalb wird hier nur die autonome diabetische Neuropathie am Herzen besprochen.

### *Schlechte Anpassung*

Ein erster Hinweis auf eine Neuropathie am Herzen kann ein erhöhter Pulsschlag in Ruhe sein. Trotz des hohen Ruhepulses gelingt es dem Herzen unter Belastung nicht mehr, den Herzschlag anzupassen. Ärzte sprechen dann von einer verringerten Herzfrequenz-Variabilität (abgekürzt HRV).

### *Stummer Infarkt verhindert schnelle Hilfe*

Die gestörte Nervenfunktion kann auch am Herzen die Schmerzwahrnehmung beeinträchtigen. Schlimmstenfalls spürt ein Diabetiker dann ein schwerwiegendes Herz-Kreislauf-Ereignis wie einen Herzinfarkt kaum mehr. Man spricht in diesem Fall von einem „stummen" Infarkt.

*Patienten mit KADN dürfen keine Arzneimittel bekommen, die die Herzfrequenzvariabilität einschränken. Zu diesen Medikamenten gehören zum Beispiel bestimmte Betablocker und Mittel gegen Depressionen, die sogenannten „Tricyklischen Antidepressiva".*

### 24-Stunden Herz-Check

Mit Hilfe eines Ruhe-EKGs oder auch eines Langzeit-EKGs kann der Kardiologe auf den Zustand der Nerven schließen, die das Herz steuern. Er erkennt, ob das Herz in seiner Reaktion noch flexibel reagiert. Wenn nicht, handelt es sich mit hoher Wahrscheinlichkeit um eine Kardiovaskuläre Autonome Diabetische Neuropathie, abgekürzt KADN. Über die medikamentöse Therapie der KADN sollten darauf spezialisierte Kliniken und Ambulanzen entscheiden.

### Verkalkung schneller als bei Gesunden

Dem Herz von Diabetikern droht noch von anderer Seite Gefahr: von einer Arteriosklerose, die die Herzkranzgefäße verengt. Auch gesunde Menschen können eine Arteriosklerose entwickeln, doch bei Typ-2-Diabetikern tritt sie früher und in stärkerem Ausmaß auf. Ebenso wie eine Herzschwäche, die oft allzu lang unerkannt bleibt.

Um Gefahren durch Arteriosklerose oder Herzschwäche rechtzeitig zu erkennen, gehört das Herz beim Kardiologen auf den Prüfstand, sobald sich auch nur leicht Symptome wie Atemnot, Beklemmungen oder Schmerzen zeigen. Der „Herz-TÜV" erfolgt nach einer Stufendiagnostik. Das heißt, zeigen Ruhe- und/oder Belastungs-EKG beim Hausarzt oder ein Herz-Ultraschall beim Kardiologen Auffälligkeiten, geben eine Szintigrafie, ein Stress-Echo und eventuell eine Herzkatheter-Untersuchung genauere Einblicke.

## Das hilft dem Herzen

- normnahe Blutzucker-, Blutdruck- und Blutfettwerte
- Ernähren Sie sich ausgewogen und gesund.
- Bewegen Sie sich ausreichend.
- Achten Sie auf Ihr Gewicht.

## Die Bedeutung von Blutdruck und Blutfetten

Als würde der Diabetes nicht schon genügen, entwickeln Diabetiker häufig auch einen hohen Blutdruck. Er spielt eine entscheidende Rolle in der Entwicklung diabetischer Folgeerkrankungen. Deshalb ist es für Diabetiker ebenso wichtig, gute Blutdruckwerte zu haben wie gute Blutzuckerwerte. Die Kombination aus hohem Blutzucker- und Blutdruck steigert mehrfach das Risiko für Herz-Kreislauferkrankungen. Um den Blutdruck zu senken, stehen verschiedene Arzneimittel zur Verfügung. Manchmal muss der Arzt ausprobieren, bis er das Mittel gefunden hat, das einem Patienten am besten hilft. Der Blutdruck sinkt auch fast immer durch regelmäßige Bewegung und durch Gewichtsreduktion. Er soll Werte von 140/90 Millimeter Quecksilber nicht überschreiten.

Ebenso bedeutsam: die Blutfettwerte. Liegen sie zu hoch, steigt das Risiko für Gefäßschäden noch weiter an. Bewegung und Ernährung sowie sogenannte Statine helfen.

# Der fünfte Punkt – Wie geht es Ihnen?

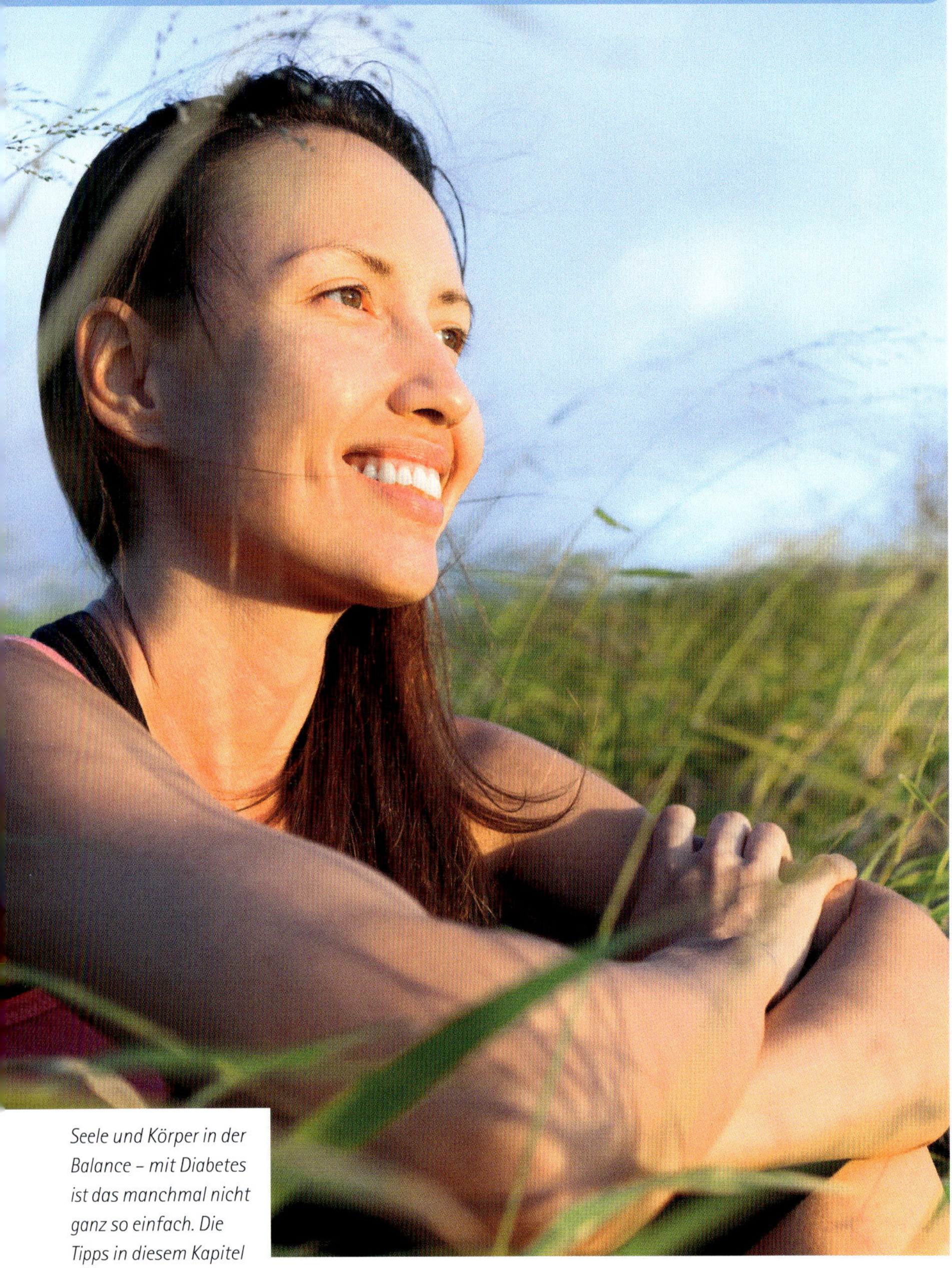

*Seele und Körper in der Balance – mit Diabetes ist das manchmal nicht ganz so einfach. Die Tipps in diesem Kapitel helfen.*

Diese Frage meine ich ernst und nicht als Floskel. Denn für unser Wohlergehen ist ganz wichtig, dass wir uns um uns selbst gut kümmern, um Körper und Seele.

## Ein gutes (Haut-)Gefühl

Auf der Sortier- und Entrümplungsreise in Sachen Diabetes steht auch das Badezimmer auf dem Plan. Stellen Sie alles vor sich, was Sie regelmäßig oder ab und an zur Hautpflege benutzen.

Was liegt schon lange unbenutzt? Sortieren Sie diese Produkte direkt aus. Produkte für normale Haut können Sie an Familienmitglieder abtreten, denn Diabetiker brauchen in der Mehrzahl der Fälle eine Pflege für sehr trockene Haut. Die Haut neigt auch leichter zu Infektionen. Vor diesen Tatsachen dürfen wir die Augen nicht verschließen.

Die Haut von Diabetikern ist ein Sensibelchen und braucht unsere Aufmerksamkeit durch eine regelmäßige und zu ihr passende Pflege. Das beginnt schon mit der Reinigung.

Bei der Gesichtshaut genügt es, sie morgens mit klarem Wasser zu säubern. Abends können Sie ein alkoholfreies Reinigungsprodukt wählen, dass obendrein möglichst auch pflegende Eigenschaften hat.

### *Lieber duschen*

Häufiges Baden trocknet die Haut vermehrt aus. Deshalb bekommt der Haut Duschen eigentlich besser. Wenn Sie jedoch Wannenbäder schätzen, dann wählen Sie Zusätze mit rückfettenden Eigenschaften.

### *Gut abtrocknen*

Besonders Hautfalten und Zehenzwischenräume gehören immer gut abgetrocknet, damit Pilze und Bakterien keine Chance haben. Sie bevorzugen nämlich feuchte Nischen in der Haut.

### *Für Feuchtigkeit sorgen*

Persönlich schwöre ich seit Jahren auf Körperlotionen mit einem hohen Harnstoff-Anteil. Nach dem Eincremen fühlt sich meine Haut für einige Zeit gut gepflegt an. Solche Hautpflegeprodukte für sehr trockene Haut werden den Bedürfnissen der Haut von Diabetikern gerecht. In Apotheken gibt es hochwertige Produkte, die zum Beispiel auch Juckreiz entgegen wirken.

### *Den Hautcheck nutzen*

Es gibt einige diabetesspezifische Hautveränderungen, so etwa rötlich-braune Flecken an Schienbeinen und Unterschenkeln. Um sicher zu sein, dass es sich nicht um bösartige Veränderungen handelt, sollte regelmäßig einen Hautcheck beim Haut- oder Allgemeinarzt durchgeführt werden. Bei Hautveränderungen nicht zuwarten, sondern umgehend zum Arzt gehen

### *Wunden ernst nehmen*

Die Haut spielt eine wichtige Rolle in der Immunabwehr. Bei Diabetikern funktioniert diese Abwehrbarriere oft nicht immer richtig. Deshalb kommen Infektionen als Folge an sich harmloser Verletzungen häufiger vor. Beobachten Sie deshalb aufmerksam, wie sich Wunden, Hautrisse oder offene Stellen verändern. Heilen sie ab oder vergrößert sich das verletzte Areal, rötet sich die Haut um die Wunde, eitert sie oder fühlt sich heiß an? Dann ist es höchste Zeit, zum Arzt zu gehen!

# Extrablick auf die Füße

Besonders empfindlich sind die Füße, wenn man Diabetes hat. Woran liegt das? Wenn der Blutzucker die Nervenbahnen schädigt, dann bekommen das zuallererst die Körperteile zu spüren, die am weitesten von der Körpermitte entfernt liegen, also die Füße. Funktionieren die Nerven nicht mehr richtig, wachsen unkoordiniert neue Verzweigungen. Der Körper hofft so, die Kommunikation zwischen den Nerven noch retten zu können. Leider klappt das nicht. Im Gegenteil, die jungen Nervenäste bringen nur Unruhe. Sie melden Empfindungen, obwohl gar kein Reiz da ist. Daraus resultiert zum Beispiel das Kribbeln in den Füßen. Sie melden Schmerzen, obwohl gerade nichts leidet, und sie melden Schmerzen nicht, obwohl Grund dafür besteht. Deshalb werden auch große Wunden, Druckstellen oder Blasen gar nicht mehr wahrgenommen.

In diesem Bewusstsein müssen wir deshalb die Kontrolle unserer Füße übernehmen, die normalerweise das Unterbewusste automatisch in die Wahrnehmung rückt, wenn Gefahr droht. Auf die Liste für Badezimmerutensilien zur Fußpflege gehören für Diabetiker ein kleiner Handspiegel, eine Feile, ein Bimsstein sowie eine Hautpflege speziell für die Füße von Diabetikern. Spitze Gegenstände haben in der Fußpflege nichts verloren.

## Der Fuß-Kontrollplan

- die Füße nach dem Waschen auch zwischen den Zehen gut abtrocknen
- täglich auf Verletzungen, Risse, Hornhaut oder (Pilz)-Infektionen hin kontrollieren.

- bei bestehendem diabetischen Fußsyndrom die Füße von einem medizinischen Fußpfleger mit Spezialisierung auf Diabetiker pflegen lassen. In diesen Fällen zahlen die Krankenkassen die Behandlung.
- beim Schuhkauf auf die richtige Weite des Schuhwerks und weiches, möglichst innen nahtloses Material achten.
- bei Verdacht auf ein diabetisches Fußsyndrom, können die Füße in einer Fußambulanz für Diabetiker getestet und schließlich von einem Orthopädieschuhmacher Einlagen beziehungsweise Schuhwerk hergestellt werden, das die Füße stabilisiert.
- füße täglich eincremen

## Ein gutes Bett für die Zähne

Leichter als unsere Füße am Ende unseres Körpers nehmen wir unseren Mund wahr. Das ist von Vorteil, denn Diabetiker haben ein dreifach höheres Risiko für eine Zahnbetterkrankung – eine Parodontitis –, verglichen mit gesunden Menschen. Ein verhängnisvoller Kreislauf kann entstehen, weil schlechte Blutzuckerwerte eine Parodontitis begünstigen und umgekehrt, die Zahnbettentzündung den Zuckerstoffwechsel negativ beeinflusst. Die richtige Zahnpflege und regelmäßige Vorsorge helfen.

## Ihr Badezimmer-Sortiment für die Mund- und Zahnpflege

### *Zahnseide*

Sie dient der Reinigung der Zahnzwischenräume. Zahnseide gibt es in den unterschiedlichsten Ausführungen. Speziell bei Zahnbetterkrankungen empfiehlt sich Seide, die aus dünnen, festen Fäden und dicken, aufgerauten Bereichen im Wechsel besteht. Zahnseide soll täglich zum Einsatz kommen.

### *Zahnzwischenraum-Bürstchen*

Wie Zahnseide helfen auch diese Bürstchen in verschiedenen Stärken, die Zahnzwischenräume sauber zu halten. Sie werden vor allem für den Zeitraum einer Zahnfleischbehandlung empfohlen.

### *Zahnhölzchen*

Sie eignen sich, um vorzugsweise unterwegs Speisereste zwischen den Zähnen entfernen zu können. Sie sind im Gegensatz zu Zahnstochern abgerundet und bestehen aus splitterarmem Holz. Für Diabetiker wichtig, um Verletzungen der Mundschleimhaut zu vermeiden.

### *Mundspüllösungen*

Sie wirken Bakterien in der Mundhöhle entgegen und kommen auch bei bakterieller Besiedlung von Zahnfleischtaschen bei einer Parodontitis zum Einsatz. Was die Anwendung betrifft, sollte man sich an die Anweisungen des Zahnarztes halten. Auch Apothekenpersonal gibt darüber Auskunft.

### *Zungenschaber*

Wer unter Mundgeruch leidet, kann ihn oft mit Hilfe eines speziellen Zungenschabers vermindern. Mit diesem Instrument lassen sich Beläge von der Zunge gründlich entfernen. Denn sie sind häufig für einen schlecht riechenden Atem verantwortlich.

*Außerdem wichtig:*

- ein gut eingestellter Diabetes
- zwei- bis viermal pro Jahr zur zahnärztlichen Kontrolle gehen
- regelmäßig die professionelle Zahnreinigung durchführen lassen
- Fluorid-haltige Zahnpasta verwenden
- zuckerarm essen

## Wenn Diabetes traurig macht – Expertenrat

Wie oft höre ich von Nicht-Diabetikern, wie gut sich doch mit Diabetes leben lässt. Natürlich, es gibt weitaus schlimmere Krankheiten, aber auch der Diabetes hat es in sich, und es kostet Kraft, mit ihm und all den damit verbundenen Problemen zurecht zu kommen. Wohl auch deshalb treten Ängste häufig auf, und jeder dritte Diabetiker leidet unter depressiven Symptomen. Privatdozent Dr. Bernhard Kulzer, Fachpsychologe Diabetes (DDG), Psychologischer Psychotherapeut, Diabetes-Zentrum Mergentheim kennt die Ursachen und weiß, was helfen kann.

Zwei Dinge machen den Diabetikern am meisten Angst, sagt der Experte: Unterzuckerungen und Folgeerkrankungen. Dabei unterscheidet Kulzer eine sinnvolle Sorge, also eine realistische Reaktion auf mögliche Probleme, von einer Angst, die lähmend wirkt und die Erkrankung oftmals verschlechtert. „Die Frage ist, wie Menschen die mit Diabetes verbundenen Risiken bewerten. Das ist sehr unterschiedlich", sagt der Psychologe.

Es kann eine völlig normale sinnvolle Reaktion sein, mit leichten Sorgen und Ängsten auf eine chronische Erkrankung wie den Diabetes zu reagieren. Solche Empfindungen können dabei helfen, sich angemessen zu verhalten. Übertriebene Sorglosigkeit ist wegen möglicher Folgen sicher nicht ratsam. Aber: Übertriebene Ängste, die zu einer vermeidbaren Beeinträchtigung der Lebensqualität führen, werden genauso zum Problem. „Einige Menschen neigen von ihrer Persönlichkeit her zur Ängstlichkeit. Oft gehört dazu auch eine depressive Komponente", erklärt Kulzer. Beides verstärkt sich gegenseitig und findet im Diabetes reichlich Nahrung.

## Außer Kontrolle

Die Krankheit schürt Ängste deshalb besonders, weil Folgeerkrankungen und Unterzuckerungen den Kontrollverlust über sich selbst zeigen: „Die Sorge, die Kontrolle zu verlieren, ist eine Hauptursache von Ängsten", so Kulzer. Einige Menschen mit Diabetes ängstigt allein schon der Gedanke an eine Unterzuckerung. Die reale Gefahr, die bei Typ-1-Diabetikern und bei mit Insulin oder Sulfonylharnstoffen behandelten Typ-2-Diabetikern existiert, mündet bei manchem Betroffenen in einer Angststörung. Er meidet dann alles, was den Blutzucker senken könnte, und fühlt sich erst bei Werten sicher, die weit abseits guter Werte liegen. Damit steigt an dieser Stelle die Gefahr für Folgeerkrankungen. „Einige Diabetiker geraten so in einen Angstkreislauf, auf der einen Seite vor Unterzuckerungen, auf der anderen vor Folgeerkrankungen", weiß Kulzer.

## Mehr Sicherheit, weniger Angst

Aus dem Dilemma gibt es Auswege: Besonders eine Verhaltenstherapie sei wirksam, so der Experte. Am besten bei einem Therapeuten, der sich auch mit Diabetes auskennt, aber das sei kein Muss. „Diabetiker mit Angsterkrankung können generell von einer Verhaltenstherapie profitieren, die die Reaktionsweise und das eigene Erleben verschiedenster angstbesetzter Situationen einbezieht und hinterfragt".

Wichtig sei, bei einer großen Angst vor Unterzuckerungen den Blutzucker häufiger zu kontrollieren, um an Sicherheit und Erfahrung in Bezug auf den eigenen Stoffwechsel zu gewinnen. „In schweren Fällen hilft auch der vorübergehende Einsatz einer kontinuierlichen Glukosemessung, denn dabei lassen sich Trends ablesen, also ob der Blutzucker gerade im Steigen oder im Sinken begriffen ist", erklärt Kulzer. Auch das ein wichtiges Instrument, um den Diabetes und damit verbundene Unterzuckerungen künftig als kontrollierbar einzustufen.

Die zweite Säule gegen Ängste: eine Schulung. Darunter gibt es sogenannte problemspezifische Schulungen, auch zum Thema Unterzuckerangst. Hier lernen Betroffene, mit Unterzuckerungen umzugehen, die ersten Anzeichen zu erkennen und adäquat gegenzusteuern.

## Gelassener durch Wissen

Bei Ängsten wegen Folgeerkrankungen rät Kulzer, sich mit einem Diabetologen oder einer Diabetesberaterin darüber auszutauschen. „Gerade Typ-1-Diabetiker schätzen die Gefahren für Folgeschäden meist deutlich zu hoch ein." Unter Typ-2-Diabetikern hingegen gebe es viele, die die Risiken herunterspielen. Wer Ängste hat, sollte mit dem Diabetesteam darüber sprechen und hinterfragen, ob sie einen realen Hintergrund haben.

## Merkmale übersteigerter Angst

- Angstauslösende Situationen werden konsequent vermieden.
- Immer mehr Lebensbereiche werden durch die Angst beeinflusst.
- Die Lebensqualität nimmt durch die Angst und das damit einhergehende Vermeidungsverhalten ab.
- Die Angst führt in die Isolation.
- Depressionen können auftreten.

## Depression bei jedem Dritten

Ängste gehen häufig mit Depressionen einher. Eine fatale Mischung, weil beide die Blutzuckereinstellung negativ beeinflussen. Depressionen entstehen außer im Zusammenhang mit Ängsten auch aus einer Überforderung durch die Krankheit und/oder deren Folgen heraus. Sie scheinen aber nach jüngsten Untersuchungen auch direkte Folge hoher Blutzuckerwerte sein zu können, weil ein biologischer Mechanismus im Gehirn Diabetiker anfälliger dafür macht. Der Anstieg des Blutzuckers stört die Vernetzung bestimmter Hirnregionen, die im Zusammenhang mit Selbstwahrnehmung und Emotionen stehen. Bei Diabetikern ist dieser Effekt stärker ausgeprägt als bei den gesunden Menschen. Zudem steigt die Konzentration eines Botenstoffes an, der mit Depressionen in Zusammenhang steht.

Depressionen führen dazu, dass sich Diabetiker schlechter um ihre Erkrankung kümmern, sie lassen alles schleifen und können oft als Folge der Erkrankung auch nicht anders. Deshalb ist es so wichtig, Depressionen zu erkennen und sie rechtzeitig zu behandeln.

Mögliche Symptome einer Depression – wenn sie länger als zwei Wochen über die meiste Zeit des Tages bestehen:

- unbegründet gedrückte Stimmung
- interesseverlust, Freudlosigkeit
- innere Unruhe, Überaktivität oder körperliche Verlangsamung
- Antriebslosigkeit, gesteigerte Ermüdbarkeit
- Aktivitäten und soziale Kontakte werden vernachlässigt.
- vermehrter oder verminderter Appetit
- Schlaflosigkeit oder gesteigertes Schlafbedürfnis
- geringes Selbstvertrauen und häufige Schuldgefühle
- vermindertes Denk- und Konzentrationsvermögen
- wiederkehrende Gedanken an Tod oder Selbstmord

Neben einer Psychotherapie spielt auch bei Depressionen die richtige Schulung eine wichtige Rolle, wenn es sich um sogenannte subklinische Formen handelt. Hier beeinflusst die Depression immer unterschwellig das Leben der Betroffenen, bricht aber nicht derart stark aus, dass sie die Patienten lähmt. „Wir haben ein Schulungsmodul für Patienten mit subklinischer Depression. Dort lernen sie unter anderem, achtsam und fürsorglich mit sich umzugehen, die Ansprüche sich selbst gegenüber herunterzuschrauben und sich weniger stressen zu lassen", erklärt Kulzer.

Sowohl bei Ängsten als auch bei Depressionen können und müssen in einigen Fällen Arzneimittel zum Einsatz kommen. Anders lassen sich verhängnisvolle Kreisläufe oft nicht durchbrechen. Bei der Auswahl eines Medikaments gilt es für den Arzt auch zu beachten, welche Arzneimittel der Betroffene bereits bekommt und unter welchen weiteren Erkrankungen er womöglich leidet.

# Stichwortverzeichnis

# Wichtige Adressen

In Zeiten des Internets gibt es mittlerweile beinahe unzählbare Informationsangebote für Diabetiker. Neben den puren Sachinformationen laden Rezeptseiten ein, sich auszusuchen, was zum Leben mit Diabetes passt. Über soziale Netzwerke findet außerdem ein reger Austausch zwischen Diabetikern jedes Alters und jedes Typs statt. Im Folgenden fünf wichtige Adressen für Informationen und Selbsthilfe.

**Deutsche Diabetes Gesellschaft**
Reinhardtstr. 31
10117 Berlin
Tel.: 030 3116 937-0
Fax: 030 3116 937-20
E-Mail: info@ddg.info
Internet: www.ddg.info

**Deutscher Diabetiker Bund e.V.**
Käthe-Niederkirchner-Straße 16
10407 Berlin
Tel.: 030 4208 2498-0
Fax: 030 4208 2498-20
E-Mail: info@diabetikerbund.de
Internet: www.diabetikerbund.de

**diabetesDE – Deutsche Diabetes-Hilfe**
Geschäftsstelle
Reinhardtstraße 31
10117 Berlin
Tel.: 030 2016 77-0
Fax: 030 2016 77-20
E-Mail: info@diabetesde.org
Internet: www.diabetesde.org

**Schweizerische Diabetesgesellschaft**
Generalsekretariat
Rütistrasse 3 A
5400 Baden, Schweiz
Tel +41 56 200 17-90
Fax +41 56 200 17-95
E-Mail: sekretariat@diabetesgesellschaft.ch
Internet: www.diabetesgesellschaft.ch

**Österreichische Diabetesgesellschaft**
Geschäftsführerin Frau Simone Posch, MA
Währinger Straße 76/13
1090 Wien, Österreich
Tel.: +43 650 770 3378
Fax: +43 1 264 5229
E-Mail: office@oedg.at
Internet: www.oedg.org

# Ihre Meinung ist uns wichtig

*Sagen Sie uns, der Redaktion des Verlages, wie Ihnen dieses Buch gefällt, was Sie gut finden, und wo es Verbesserungen geben könnte!*

*Vielen Dank!*

Anregungen und Kritik

Absender:

Wie hat Ihnen dieses Buch gefallen? Und warum? Was fanden Sie gut, was verbesserungswürdig? Der Verlag freut sich über jede Zuschrift!

Ich finde das Buch „Diabetes – Endlich Klarheit mit dem 5-Punkte-Plan" sehr gut, weil:

______________________________

______________________________

______________________________

Folgendes müsste an dem Buch noch verbessert werden:

______________________________

______________________________

______________________________

GOVI-VERLAG

Pharmazeutischer Verlag GmbH

Bereich Publikumsmedien

Carl-Mannich-Straße 26

65760 Eschborn

Diabetes – Endlich Klarheit mit dem 5-Punkte-Plan

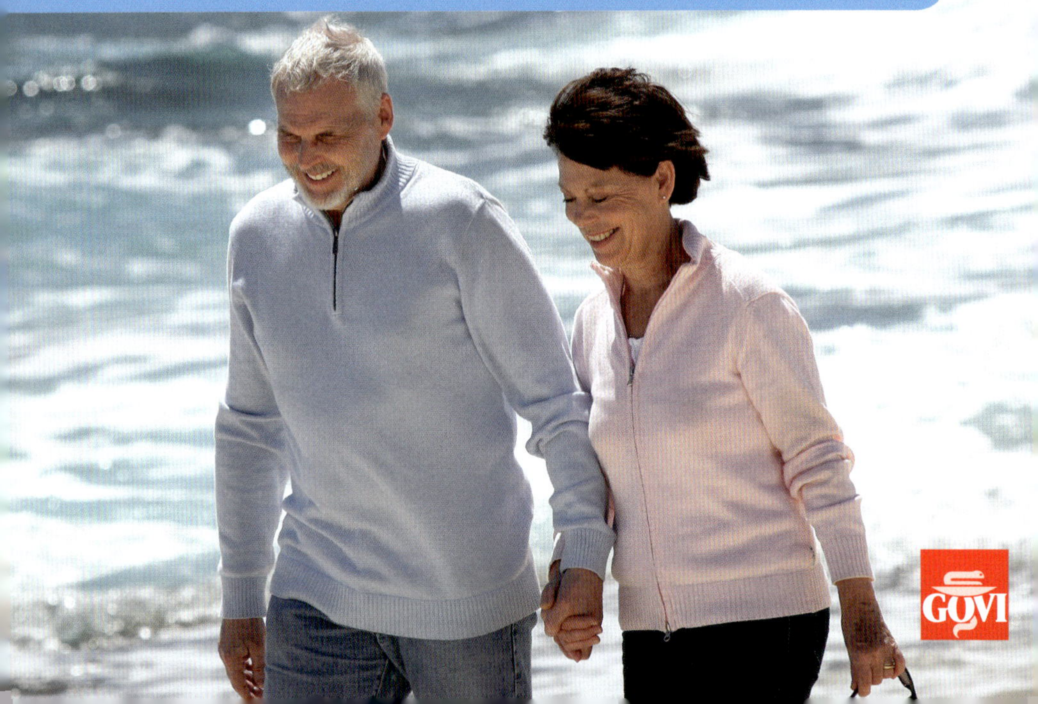